APAに学ぶ
看護系論文
執筆のルール

第2版

著

前田 樹海
東京有明医療大学看護学部教授

江藤 裕之
東北大学大学院国際文化研究科教授

医学書院

APA に学ぶ 看護系論文執筆のルール

発　行　2013 年 1 月 1 日　第 1 版第 1 刷
　　　　2021 年 12 月 1 日　第 1 版第 9 刷
　　　　2023 年 4 月 1 日　第 2 版第 1 刷 ©
　　　　2024 年 2 月 15 日　第 2 版第 2 刷
著　者　前田樹海・江藤裕之
発行者　株式会社　医学書院
　　　　代表取締役　金原　俊
　　　　〒 113-8719　東京都文京区本郷 1-28-23
　　　　電話　03-3817-5600（社内案内）
印刷・製本　三美印刷

本書の複製権・翻訳権・上映権・譲渡権・貸与権・公衆送信権（送信可能化権
を含む）は株式会社医学書院が保有します.

ISBN978-4-260-05290-0

はじめに

　本書は、研究論文を書くために知っておいてもらいたい知識、知っておくと役に立つ情報を、最新版の『APA論文作成マニュアル』（アメリカ心理学会 [APA]，2019/2023）の内容に沿って、必要な事項を厳選し、できるだけ簡単に説明したものです。タイトルにあるように、看護系の研究論文を書く人全般が本書の想定する読者ではありますが、看護学生の卒業研究等でもすぐに使えるような内容をめざしました。

　APA とは、American Psychological Association（アメリカ心理学会）の略語です。本書の考え方のベースになっている『Publication Manual of the American Psychological Association』は、もともとは、アメリカ心理学会が発行するジャーナル（学術誌）に投稿するための執筆ガイドラインをまとめた本です。今日では、心理学のみならず、教育学、社会福祉学、看護学、経営学など幅広い学問分野の研究者や学生に広く利用されています。今日の多くの看護系ジャーナルが APA スタイルの引用方式を取り入れていることからもわかるように、『APA 論文作成マニュアル』は、看護研究の分野で論文を書くには必須の参考書と言ってよいでしょう。しかし、その内容は網羅的で、特にはじめて論文を書こうとする人にとっては詳しすぎる面もあります。また、英語論文を書くためのマニュアルなので、必ずしも日本語論文の執筆にマッチしていない点もあります。

　『APA 論文作成マニュアル』の内容に沿うと言っても、本書はそのコピーではありません。日本語による論文作成を念頭におき、『APA 論文作成マニュアル』に書かれていない内容でも、知っておいてほしいと考えるものは取り上げています。また同書に書かれている内容でも、日本の看護教育の現場や学術論文の出版事情にそぐわないものは省略したり、カスタマイズした部分もあります。しかし、そういう場合でも、論文作成における APA の掲げるフィロソフィは最大限尊重しています。

　本書から論文執筆の作法や考え方を学ぶのみならず、本書をきっかけに、自分の論文を通じて看護の知識ベースに自分の知見を積み上げる意義や楽しさを見出していただければ、著者としてこれほどうれしいことはありません。

2023 年 2 月　前田樹海・江藤裕之

アメリカ心理学会 [APA]．(2019/2023)．前田樹海，江藤裕之（訳），APA 論文作成マニュアル（第 3 版）．医学書院．

本書の使い方

　本書は、日本語での論文執筆や研究発表の準備にすぐに使える基本的なことがらについて、『APA 論文作成マニュアル』のエッセンスをまとめたガイド本です。できるだけ簡潔な記述をめざし、ルールを以下のように整理して、箇条書きにしています。

基本 論文執筆についての基本的知識。必ず守るべき事項。

提言 定説ではないものの、便利な手法として私たちが薦めたい事項。

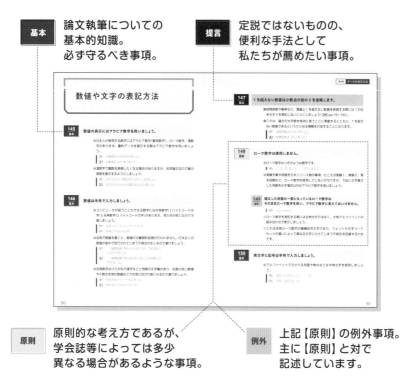

原則 原則的な考え方であるが、学会誌等によっては多少異なる場合があるような事項。

例外 上記【原則】の例外事項。主に【原則】と対で記述しています。

　※ルールの中の<u>二重下線</u>は、そのまま表記することを示しています。

213 基本 共著者が 3 名以上の場合は、筆頭著者姓+<u>ら</u>とします。

┃ 例）田中ら（2022）の報告によると、…

　授業や自習のときに便利なように、ルールには通し番号を付け、必要に応じて（ APA p. ○）の形で

アメリカ心理学会［APA］．（2019/2023）．前田樹海，江藤裕之（訳），APA 論文作成マニュアル（第3版）．医学書院．

で参照すべきページ数を示しています。また、本書でカバーできないより細かな点や具体例などについても、同書の参照箇所を示しています。学位論文やジャーナル（学術誌）への投稿論文を書く際にさらに役立つはずです。

目次

論文執筆の心構え …… 1

論文の種類と構成 …… 15

論文の執筆から投稿まで …… 35

データの提示方法 …… 49

文献の引用 …… 67

第**6**章 文献リスト ……83

デザイン hotz design inc.

論文執筆の心構え

- -

この章では、論文とは何か、論文を書くということはどういうことなのかを簡単に述べたあと、論文執筆の心構え、特に、論文を書くときに気をつけなければならないこと──絶対にやってはいけないこと、必ず守るべきこと──について詳しく述べます。研究者が守るべき倫理とでもいうべきものですが、それに反すると投稿した論文が受け付けられないだけでなく、場合によっては、研究者としての生命も絶たれかねません。十分に注意しましょう。

☞『APA論文作成マニュアル』第1章、第5章、第8章

「論文を書く」ということ

1 基本

研究は、その成果が多くの人々と
共有されることで初めて意味をもちます。

● 研究は、その成果が他の研究者と共有されて初めて完了します（ APA p.1）。研究の成果は、自分自身のもとにとどめておいては意味がありません。研究成果を積極的に公表し、他の研究者との共有が必要です。

● 研究成果を公表すれば、いろいろな反論や批判が予想されます。時には、自分の手法や解釈の誤りが指摘されることもあります。しかし、それも自分自身の学問的進歩のためには必要なことです。勇気をもって、自分の研究成果を公表してみましょう。

2 基本

研究成果は、論文発表や研究発表の形で
共有されるのが一般的です。

● 学術論文（リサーチ・ペーパー）が掲載されるのがジャーナル（学術誌）、研究発表が行われる場が学会（学術集会）です。

● ジャーナルに掲載された論文はその学問分野における１つの業績（知的財産）として残されていきます。

3 基本

論文は、研究成果を広く伝えるための
コミュニケーションのツールの１つです。

● 研究成果が１つひとつ積み重ねられていくことで、学問・科学が発展します。その結果、社会は豊かになり、人々は幸福に、そして、よりよく生きていけるようになります。論文を発表して多くの人々に読んでもらうことで、研究者間のコミュニケーションだけでなく、広く社会とのコミュニケーションをとることにもなるのです。

4
基本

論文は、言葉で表現するものです。

● 当たり前のことですが、とても大事なことです。

● 論文は日本語なり、英語なり、いずれかの言語で書きます。分野によっては、数式、化学式、データ表示などが論文の主要部分を占めることもありますが、看護系の研究論文では、質的研究であれ量的研究であれ、研究の結果や考察を言葉でまとめていかなくてはなりません。

5
基本

論文は、言葉で表現するものである以上、研究成果が正確に読み手に伝わるよう、明瞭かつ簡潔に書くことが大切です。そのために、書くためのルールや技術が必要になります。

● 論文のスタイルや執筆のルールを守ることで、明晰な文章表現が可能になります。その結果、研究者は、論文の形式面よりも内容面に知的なエネルギーを集中することができるのです（ APA p.v）。

● そこで、論文を書くためのルールを知ることが大事になってきます。そのために生まれたのが、本書でたびたび参照する『APA 論文作成マニュアル』などの論文を書くためのマニュアル本です。

6
基本

発表しようとする論文は、オリジナルなものでなければなりません。

● 「オリジナルな論文」とは、①その内容がすでに発表されているものではなく、②そこに新しい結果や考察が示され、③そこから得られる視点や知見がそれまでのものとは違った独自のもの、であるということです。

● オリジナリティの尊重は、疎かにすると大問題が生じかねない大原則として、常に肝に銘じておいてください。

7
基本

オリジナルな論文を書くには、自分の研究テーマについて、すでにどのような発表がなされているか、どのような点が研究されていないかについて、可能な限り先行研究を調べ、検討することが不可欠です。

● 先行研究をしっかりと読むことは、自分の研究テーマについての勉強になるだけでなく、論文のスタイルや論文にふさわしい言語表現を学ぶ上でも有益です。普段から、多くの論文を読むように心がけましょう。

剽窃・捏造・改ざん

8 / 基本

他人の業績を、自分の業績として偽って発表することは、絶対にしてはいけません。

- これは、言い換えれば、論文(研究)の「オリジナリティが誰に属するかを明確にしておかなければならない」(APA p.20, p.264)ということです。
- 時には、他の研究者の考え方やものの見方にあまりにも影響を受け、まるで自分のもののような感覚になってしまい、知らず知らずのうちに自分のアイデアであるかのように書いてしまうこともあるでしょう。しかし、他人のアイデアやデータであることをはっきりと知りながら、故意にそれを隠し、あたかも自分のもののように見せることは、研究者の良心にかけて絶対にやってはならないことです。

9 / 基本

他人の言葉やアイデアを盗んで、自分のものとして用いることを「剽窃^{ひょうせつ}」と言います。

- 剽窃という行為は、いかなる文章を書く場合であれ、強く戒められるべきものです。とりわけ、学術論文では重大な犯罪行為とみなされます。
- 常日頃から、簡単な報告書や授業のレポートを書くときでさえも、絶対に剽窃をしないように心がけましょう。
- 近年では AI を利用した剽窃検出ソフト(plagiarism detection system：PDS)を取り入れ、投稿された論文をチェックしているジャーナルも増加してきました。コピーは簡単に見つかります。

10 / 基本

安易なコピー＆ペースト(コピペ)にも注意しましょう。

- インターネットを介して、必要な情報や資料が簡単に入手できるようになりましたが、ネット上の文章を引用表示をせずにそのままコピー＆ペーストすることも剽窃です。ネット情報のコピペは簡単にできてしまうため、「他人の文章を盗用する」という罪悪感が薄くなることもあるので、注意が必要です。

4

11
基本

他人の言葉や表現をそのまま用いるときは、一字一句正確に記し、引用したことがはっきりわかるようにするとともに、出典を明記しなければなりません。

- 直接引用の場合、引用文が短いときは「　」に入れて本文に組み込みます。長い場合(3行以上)はブロック引用にします。(☞基本189)

12
基本

他人の言葉を言い換えて(パラフレーズ)用いる場合も、そのつど、出典を明らかにする必要があります。

- 研究に対するアイデアやモデル、グラフや図表、データなども、他の論文から引用する場合には、その出典を明確に示すことが必要です。
- 長い直接引用文、グラフや図表などの引用は、著作権者(主にジャーナル発行元)から許可を得て、注に明記しなければなりません。(☞基本101)

13
基本

訳本から訳文を盗むことも、剽窃にあたります。

- 翻訳を参考にし、その訳文を使用していながら、原書の該当箇所しか出典を記していないものを見かけます。訳本を用いているのに、原書から引用しているかのように見せるのもいけません。
- 訳本から訳文を引用する場合には、その該当箇所のページを明示します(☞記載例275)。原書もあわせて参照した場合は、その出典も併記してよいでしょう。訳本を使用せず、自分で訳した場合は、そのことを注記しておきましょう。

14
基本

自分の過去の業績を、新しい業績であるかのように偽ることを「自己剽窃」といいます。

- 自分自身の業績ですから、1度発表したものを別の形で取り上げることは、分量が少ない場合、許されることもあります。しかし、再録する範囲が大きくなる場合や、論文の本質をなす部分を引用する場合には、たとえ自分の論文からであっても、その引用箇所の出典を明記すべきです([APA] p.266)。
- 自己剽窃は、場合によっては、二重出版の危険性をはらんでいます。

| 15
基本 | **データの捏造や改ざんもしてはいけません。** |

- 剽窃のほかに、意図的な捏造や改ざんも特定不正行為として国のガイドラインで厳しく禁じられています。
- 捏造とは、架空のデータや結果をでっち上げることです。
- 改ざんとは、得られたデータを恣意的に書き換えることです。

| 16
基本 | **データの捏造や改ざんを行うと研究コミュニティや社会に多大な被害をもたらします。** |

- 捏造や改ざんが施された先行研究をもとにした研究は意味をなさないので、それ以降の研究に投じられた研究資源が無駄に消費されてしまいます。
- それが医薬品等であった場合には、効きもしない薬が世の中に出回ることになり、患者の被害も甚大です。
- 捏造や改ざんは絶対にしてはいけません。

二重出版（二重投稿）と分割出版

17
基本

すでに公表されている論文の大部分、または一部であっても
データなどの論文の核をなす部分をオリジナルなものとして
公表することを「二重出版」と言います。

● これも研究者としての信用を失墜させる行為で、絶対にしてはならない
ことです。明るみに出れば、剽窃の場合と同じく、研究者としての生命
が絶たれる可能性があります。

18
基本

すでに公表されている論文とは、ジャーナルに
掲載されているものだけでなく、電子版の論文や
インターネット上で公開されている論文も含みます。

● 最近は、多くの論文が紙媒体と電子媒体の両方、あるいは電子ジャーナ
ルとして電子媒体のみで発表されています。電子媒体による論文の発表
も、通常のジャーナルでの発表と同じものだと考えてください。

19
基本

すでに投稿中の論文、あるいは掲載が決まっている論文を、
他のジャーナルに投稿してはいけません。

● 「投稿中」の論文を他誌に投稿することが「二重投稿」です。もちろん、他
誌で不採用が決定した論文を別のジャーナルに再び投稿することは問題
ありません。

● 学生の皆さんですと、同じ内容のレポートを同時に複数の先生に提出し
てはいけないということです。

20
原則

学会発表の抄録やポスター発表を論文にまとめ直す場合は、
二重出版とはみなされないケースもあります。

● 発表抄録やポスター発表は、分量が限られているため詳細なデータを省
略した結論が中心になります。そういった抄録やポスターで公表した成
果を研究論文としてまとめ直して発表することは、研究に対する正当な
評価を受ける上でむしろ推奨されることです（APA pp.17-18）。

●私家版などの流通範囲が極めて限られている刊行物を再び公表することも、二重出版にはあたりません。とはいえ、初出の文献情報を付記しておくべきでしょう。

●その他、多くのジャーナルが、学位論文やプレプリントサーバにアップロードした査読前論文等も「公表」には当たらないとの見解を示していますが、投稿前にしっかり確認しましょう。

21 原則
**自分の過去の論文の一部や、すでに公表したデータを
再び発表したとき、それが二重出版となるか判断に迷う場合は、
投稿先のジャーナルの編集委員会・編集者に問い合わせましょう。**

●すでに発表した内容であっても、新しい論文に再録することが必要な場合もあります。そのようなときには、再録であることがはっきりとわかるように引用箇所の出典を明記します（APA p.18）。（ほ基本 188）

22 基本
再録をする場合は、許諾の手続きをとりましょう。

●ジャーナルに掲載された論文を単行本の 1 つの章として出版することがあります。論文の著作権はジャーナルの発行元が保持している場合も多いので、必ず許可を得ましょう。もちろん、初出を明示することも必要です。

23 基本
**1 つの研究成果を 1 つの論文で公表せず、2 つ以上の論文に分け
て発表しようとする「分割出版」も避けるべきことです。**

●論文を 1 つでも多く発表して、業績の数を増やしたい気持ちはわかります。しかし、このような分割出版も研究者として避けなければならないことの 1 つです（APA pp.18-19）。

24 基本
**1 つの論文にまとめることのできる内容（特にデータ）は、
特別な理由がない限りは、1 つの研究として
発表しなくてはなりません。**

●著者は掲載誌に割り当てられているページの枠内で、できる限り無駄なく研究を発表しなければなりません（APA p.18）。1 つの研究の報告を 2 つ以上の論文に分けて出版する必要がある場合は、その理由を投稿先のジャーナルの編集委員会・編集者に伝え、判断を仰ぐとよいでしょう。

オリジナリティの尊重と正確さの保証

25 基本
剽窃や捏造、改ざん、そして、二重出版や分割出版が厳しく禁止されている理由は、学術研究ではオリジナリティや正確性が重要だからです。

- 論文を含め、研究成果の発表の場において、その主張やデータが誰のものなのか、それが最初に発表されたのはいつのことか、つまり、アイデアを考え、データを採った最初の人（もしくは、研究グループ）の権利が尊重されなければなりません（ APA p.264）。

26 基本
学問研究の発展には、先人の成果の上に新たな知見を積み上げていくことが不可欠です。先人の成果を用いる場合は、誰が何を明らかにしたのかを明示する必要があります。

- それが先人の業績に対して敬意を払うことにもつながります。

27 基本
オリジナリティの尊重は、他人の業績に対してだけでなく、自分自身の過去の業績に対しても払われます。

- 自分の過去の論文や著書を引用するときであっても、その出典を明記することは必要です（ APA p.18）。（☞基本188）
- そのことが自己剽窃を予防します。

28 基本
オリジナリティの尊重は、知的財産権（著作権）の保護にもつながります。

- この意味でも、安易なコピー＆ペーストをしないように普段から気をつけましょう。（☞基本40）

29
基本

論文作成のプロセスにおいて、論文の著者を決めることは、
知的財産権の保護という点からも大切な要素です。
事前の合意が必要です。

● 複数の研究者で共同研究の場合は、誰を著者として名前を掲載するかを
事前に決める必要があります。（☞ 基本 61）

30
基本

著者とは、ふつうは「論文を書いた人」を指しますが、
その研究に実質的な貢献をなした人も著者に含めます。

● 著者名の表記の順番は研究への貢献度によって決まります（APA p.25）。
（☞ 原則 62）

31
基本

事実とは異なることを報告する、
結果やデータの捏造・改ざんなどは、学問研究の世界では
あってはならない、許されないことです。

● それは再現（追証）をできなくするからです。

● 研究には科学的な方法が求められます。科学的な方法とは、その実験や
調査が、他の研究者によって同じ方法で再現（追証）されうるものでなけ
ればなりません。

32
基本

研究者はいつも知的に正直であるべきです。

● 「知的正直（Intellectual honesty）」は、研究者にとって特に必要な倫理
項目です。知っていることは知っている、知らないことは知らないと、
自分をごまかさない姿勢が大切です。また、わからないことをわかった
とは言わない、わかったふりをしないことも大切です。

● 自分をごまかしたり、小さな「嘘」に慣れてしまうと、感覚が麻痺し、
データの改ざん、剽窃や二重出版といった大きな「嘘」をついてしまうこ
とにもなりかねません。

研究参加者に対する
倫理的配慮

33 基本
研究にあたっては、研究参加者への倫理的な配慮が不可欠です。

- 研究参加者の権利を守ることにもつながります。
- 「研究参加者」とは、実験や調査の対象となる人のことで、量的研究や実験研究では「研究対象者」や「被験者」とも呼ばれることもあります。

34 基本
人や動物（特に脊椎動物）を実験や調査の対象とする研究では、研究倫理審査委員会の審査を受けて、その承認を受けることが求められます。

- 自分が所属する機関（大学など）の研究倫理審査委員会、および調査を行う施設（病院など）の研究倫理審査委員会に、あらかじめ研究計画書を提出し、倫理的な配慮について承認を受けることが看護研究を実施する前提条件です（ APA p.1, p.21）。
- 特に、侵襲（痛みなどの身体的なものに限らず、心理的負担も含む）を伴う場合は、研究倫理審査委員会で厳しくチェックされます。

35 基本
論文を執筆する段階での研究参加者への倫理的な配慮は、研究参加者が特定されないようにすることと、個人情報を漏らさないようにすることです。

- 研究者には、研究から知り得た個人情報の秘密保持の義務があります（ APA p.22）。

36 基本
論文の記述内容から研究参加者が特定されないようにするために、研究参加者の細かな特徴の記述は必要最小限にとどめます。

- 研究結果に影響しない部分を一部改変するのも1つの方法です。
- 研究テーマの核心となる部分は事実に忠実であるべきで、個人情報保護と研究の真実性のバランスは難しいところですが、まさに研究者のセンスが問われるところでもあります。

11

●ここで述べている倫理的配慮は論文を執筆する段階でのことで、研究の
プロセス全般における研究参加者への倫理的配慮については、国や日本
看護協会の定めるガイドラインを参照してください。

37
基本

研究の過程で行った倫理的な配慮は具体的に記述しましょう。

●学会等が定めた倫理基準が守られていることや、研究倫理審査委員会に
よる承認事項、研究参加者との合意事項の内容など、研究遂行中に行っ
た倫理的配慮の内容は、その理由とともに記述するとよいでしょう(多
くの場合、「研究方法」の項に)。

38
基本

論文で扱う人々(研究参加者)を表現するときは、その人々を
辱めるような表現とならないように細心の注意を払いましょう。

●特に年齢、障害、ジェンダー、疾患、人種・民族、性的指向、社会経済
的地位などで差別的な含みをもつ表現の使用には注意が必要です(APA
第5章)。

●論文では正確な表現を用いることが重要ですが、会話データなどの直接
引用を除いて、偏見のある表現、差別的な含みをもつ言葉を避けるよう
に敏感になるべきです。

39
提言

日本語表現の場合は、日本の看護界の習慣的な
表現に従ってよいでしょう。

●『APA論文作成マニュアル』では、偏見的な表現、差別的な言葉を避ける
指針を示し、配慮のポイントや対応の方法について詳しく説明していま
す(APA 第5章)。この方針に従うと、「透析患者」は「透析を受けている
人」と表現したほうがよいことになりますが、日本語表現の場合には、
専門用語と差別的な表現との兼ね合いのバランスをどう考えるかは議論
の必要がありそうです。

●何をもって「差別的」と判断するのかは、難しいものがあります。要は、
表現の仕方1つにも侮蔑的・差別的な意味合いを含みうることを常に意
識し、研究参加者1人ひとりに対して人間としての尊厳をつねに見失わ
ないようにすることが大切と考えます。

著作権の基礎と論文発表

40
基本

著作権は知的財産権の一部をなすものです。

● 知的財産権には、著作権、産業財産権(特許、実用新案権、意匠権、商標権)などがあります。

41
基本

著作権は、著作物から生じる権利で、著作物を創作した時点から自然発生します。

● 産業財産権と異なり、権利を得るための手続きを必要としません。

42
基本

著作物は、著作権法で「思想又は感情を創作的に表現したもの」と定義されています。

● 著作権は「表現したもの」(著作物)を保護するものです。どんなにすばらしいアイデアも、表現されていなければ、「それは私が先に考えたこと」と言っても、著作者としての権利は認められません。

43
基本

著作者の権利には、著作者人格権、著作財産権(狭義の著作権)があります。

● 著作者人格権には、公表権、氏名表示権、同一性保持権があります。これらは、著作者に固有の権利であるため、譲渡や相続の対象になりません。

● 著作財産権には、複製権・翻訳権・上映権・譲渡権・公衆送信権(送信可能化権)などがあります。

44
基本

論文を発表するにあたり、投稿規定等で著作権の一部譲渡が求められることが多くみられます。

● 電子化を円滑に進めるためにこうした条項を投稿規定に明示する学会も増えています。また、それにより、著作権侵害があった際、発行元が著作者に代わって対抗することが可能となります。

● 著作権の一部を譲渡しても、著作者人格権は譲渡されません。

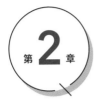

第 2 章

論文の種類と構成

- -

論文にはいくつかのタイプがあります。論文の種類とその内容の特徴は、論文を書くための大切な予備知識となります。これから発表しようとする内容はどのタイプの論文とするのがふさわしいかによって、その構成が決まることもあるからです。そして、論文を構成するそれぞれの項目では何を書くべきか、どのような点に注意すべきかについての知識も、論文を書くためには必須です。この章では、看護系のジャーナル（学術誌）に掲載される論文の種類と、その一般的な論文の構成・内容についての重要な点を紹介します。

☞『APA 論文作成マニュアル』第 1〜3 章、第 12 章

看護系論文の一般的な種類

45
基本
看護系のジャーナル（学術誌）に掲載される論文は、多くの場合「原著（原著論文）」「総説」「研究報告」「短報」「実践報告」「その他」などに分けられています。

46
基本
「原著」は、研究テーマが明確でオリジナリティがあり、研究デザインがしっかりとしていて、新たな知見とその意義が示されている、学術的価値の高い研究論文です。

- ふつう論文（学術論文）と呼んでいるものが原著（原著論文）です。
- 原著は、審査（査読）が厳しく、研究の独創性と質の高さはもちろんのこと、記述の論理性や、論文の形式的な完成度も問われます。
- 原著では、研究の目的と背景、方法、結果、考察を限られた分量の中でまとめなくてはなりません。看護系のジャーナルの場合、「量的研究」「質的研究」「ミックスメソッド（ミックス法、混合研究法）」「その他」のカテゴリーに分かれている場合もあります。
- 原著を書くことは、容易なことではありません。その分、論文が「原著」として採用されて出版されれば、大きな業績となり、研究の成果を他者と共有するという、研究者として大切な仕事を成し遂げたことになります。

47
基本
「総説」は、特定のテーマについて系統的に整理し、そのテーマに関する研究の総合的な状況を概説したものです。

- 総説は、ある学問分野における特定のテーマに関連する先行研究を概観し、それぞれの問題を整理して評価を与え、その研究分野の進展状況を示し、問題解決に向けて次の段階を示唆するものです（ APA p.6）。
- ジャーナルに掲載されている総説を読むことで、現時点におけるそのテーマの全容を見渡すことができるため、その分野の最新の情報を学ぶには便利です。
- 総説は、「文献レビュー」「レビュー論文」と呼ばれることもあります。

48
基本

「研究報告」は、論文の完成度としては
原著論文とまではいかない点があるものの、
研究結果の意義が明確で、報告する価値の大きいものです。

- 論文を原著として完成させることが難しい場合でも（特に形式面で）、調査データや経過など、部分的にでも報告し、その情報を共有する価値が十分にあれば、「報告」（研究報告、調査報告など）としてジャーナルに掲載されることがあります。

49
基本

「短報」は、新たなアイデア、知見を迅速に伝えるための論文です。

- 短報は、パイロットサンプルによる調査結果や新しいアイデアを迅速に共有することで、研究コミュニティや社会に寄与する、速報性を重視した短めの論文です。
- 新たなアイデアの先取権を獲得するためにも用いられます。
- 短報にも他の論文同様、査読により信頼性、正確性、論理性が問われるため、短いからといっていい加減な内容ではいけません。
- ちなみに、ワトソンとクリックの有名な二重らせん構造の論文は本文が1ページにも満たないものでした。

50
基本

「実践報告」は日々の実践の中で経験したことを他の実践家や研究者と共有するための論文です。

- 通常業務における経験の報告なので「研究」ではありませんが、その内容を論文にすることで、将来的に、仮説構築や実証研究につながる可能性があります。
- ただし、「実践報告」についてはジャーナルによって定義が異なる場合があるので投稿前に投稿規定をよく確認する必要があります。

51
基本

「その他」としては、比較的自由な形式で研究の萌芽的な
視点を提示する「研究ノート」、調査の結果（データ）を共有する
「資料」、ある事例について報告する「事例報告」などがあります。

- 他にも、『APA論文作成マニュアル』には先行研究を利用してさらに完成度の高い理論の構築をめざす「理論論文」、新しい方法論的アプローチやこれまでの方法の修正についての議論を展開する「方法論論文」などが紹

介されています（APA p.7）。

●多くのジャーナルには論文以外に、書評、追悼記事、編集者への手紙、掲載論文への簡単なコメントとその回答などもあります（APA p.7）。

52
基本

論文を投稿しようとするときは、そのジャーナルではどのような種類の論文を募集しているかを必ずチェックしましょう。

●ジャーナルの内容をよく確認した上で、どの論文の種類が自分の研究を発表するのにふさわしく、より評価を高めるものになるかを考えましょう（APA p.393）。

●これは、ジャーナルに掲載される論文の傾向をつかむことにもつながります。（☞基本 109）

原著論文の一般的な構成

53
基本

自然科学、社会科学、行動科学を問わず、実証的な研究論文
（原著論文）では、IMRAD（イントロダクション−方法−結果−考察）
形式の章立てで本文を書き進めていくのが基本です。

● IMRAD とは、イントロダクション(Introduction)、方法(Method)、
結果(Results)、そして考察(and Discussion)の英語のそれぞれの頭文
字を取って作られた略語です。

54
基本

論文の形式を統一することで、何をどこに書けばよいかが
決まってきます。そのため、効率よく論文を書いていくことができます。

● また、読み手にとっても、必要な情報を得るにはどこを見ればよいのか
がすぐにわかるので、IMRAD 形式はとても便利な方法です。

55
基本

ほとんどの看護系の原著論文はこの
IMRAD 形式で書かれています。

●『APA 論文作成マニュアル』もこのスタイルを推奨しています(APA
p.2)。しかし、論文を書くには「絶対にこの書き方に従わなければなら
ない」ということはありません。自身の発見や主張を論理的に最も効率
よく読者に伝えることのできるスタイルがベストです。

56
基本

論文の構成は、執筆要項やマニュアルによって
微妙に異なる点もあります。

● 論文によっては、イントロダクションに研究の背景、目的、先行研究を入
れるものもあれば、それぞれ独立した項目として立てる場合もあります。

● 以下の項では、IMRAD 形式の章立てを中心に、論文を構成する項目の
内容を、タイトル、著者名、アブストラクト(抄録)、イントロダクショ
ン、方法、結果、考察、まとめの順序で簡単にまとめていきます。ただ
し、『APA 論文作成マニュアル』(APA pp.30-52)に準拠した内容なので、
基本的には投稿しようと考えるジャーナルの執筆要項に従ってください。

タイトル

57
基本

タイトルは論文の顔です。見ただけでその論文の中心テーマがわかるタイトルを工夫しましょう。

- タイトルは、引用文献一覧、論文検索用データベースなど、さまざまなところで引用されます（ APA pp.32-33）。
- たとえば、「当院入院患者の QOL に関する研究」といった漠然としたタイトルよりも、「虚血性心疾患患者の術後の QOL に影響する病棟の環境要因の探索—当院入院患者を対象に」というタイトルのほうが、その内容を必要とすべき人に研究の成果を利用してもらいやすくなります。
- 他の研究者の論文を読むときにタイトルの良し悪しを意識してチェックしてみましょう。

58
基本

タイトルはできるだけ簡潔に、不要な語は避けましょう。

- タイトルは研究の中心テーマを「伝える」もので、研究を「説明する」ものではありません。余分な語は省いて、1語1語が意味をもつ、簡潔かつ的確なタイトルをめざしましょう。
- 長いタイトルは、副題（サブタイトル）を付けるなどして、短くできないか工夫してみるのも一案です。

59
基本

タイトルで略語を用いるのは、認知度の高いものだけにとどめましょう。

- 簡潔なタイトルが理想的とはいえ、基本的に略語は避けましょう。ただし、看護研究でよく使用される略語(ADL, ICU, HIV/AIDS など)はその限りではありません。

60
基本

論文を書き始める前に仮のタイトルを決め、完成した時点で、論文の中心テーマや、中心となるアイデアが本当によく表現されているかをチェックしましょう。

著者名

61 基本

著者の決定は、論文作成のプロセスの中で重要な要素です。

- 複数の研究者で共同研究を行う場合は、誰を著者として認め、どのような順番で著者欄に載せるかについての合意が必要です。

62 原則

オーサーシップ（著者資格）のある全員の名前を記載します。

- 著者とは、研究に本質的な貢献をした者、および論文に対する責任を負っている者のことです（ APA p.24）。
- 通例、①研究の計画、データ収集、結果（統計結果）の分析・解釈における貢献、②論文の分担執筆、ないしは重要な内容に関する校閲、③出版原稿の最終承認、の3点すべてを行った者がオーサーシップを得ます。

63 基本

研究を発案し、計画から実施までの中心的役割を担い、成果報告を実質的に作成した人が筆頭著者（ファーストオーサー）として著者の第1位に記されます。

- ある段階に限って協力してくれた人など、著者としての資格を満たさない研究への貢献者は「謝辞」で言及します。（ 原則 97）

64 原則

著者の順番は、通例、研究の実施および論文執筆への貢献度に応じた順序で名前を記します。

- 単に五十音順、アルファベット順に著者の名前を並べる場合もあります。

65
原則

著者の所属名は、通例、研究が行われたときに
著者が所属した機関を記します。

- 大学、研究所、病院などの名称を記します。

66
基本

不適切なオーサーシップは避けなければなりません。

- 不適切なオーサーシップには、学術的貢献をしていないのに共著者として名前を連ねる「ギフトオーサーシップ」や、研究に寄与した者が共著者に名前を連ねない「ゴーストオーサーシップ」などがあります。
- いずれも国のガイドラインで研究不正行為として認知されている事項です。

著者注

67 基本 著者注には著者に関わる情報を記載します。

- 研究者識別子（ORCID ID、ある場合）。
- 著者の所属等の変更（研究が終了したあとで著者の所属に変更があった場合、その旨を記載）。
- 登録研究の場合はその登録情報（たとえば、介入を伴う研究に登録が義務づけられている jRCT 等の公開データベースの名称と登録番号）。
- 公開、共有された研究データがある場合はその旨（データセットを著者注で引用し、引用文献リストに書誌情報を記載）。
- 関連報告事項（過去に発表された研究報告、学会発表、学位論文等で使用されたデータに基づく内容であればその旨）。
- 利益相反（利益相反関係にある企業等との関係等の開示）。
- 研究資金提供などへの謝辞（たとえば、科研費で実施した研究であれば JSPS が指定したフォーマットで資金提供の旨を記す）。
- 研究の貢献者への謝辞（著者にはならないが、研究を遂行する上でお世話になった人々への感謝の意）。
- 著者の連絡先（電子メールアドレスもしくは郵送先住所）。
- 以上は、『APA 論文作成マニュアル』におけるルール（APA pp.36-38）ですが、看護系のジャーナルでは「謝辞」で示すのが一般的である項目もあるので執筆要項を確認してください。

68 基本 利益相反（COI）について論文中で明示することが一般化してきました。

- 利益相反（conflict of interest）とは、研究の結果を歪めうる利害関係のある状態のことを言います。
- たとえば、研究でその効果について評価を実施した薬品を製造する企業の株式を保有しているような場合、その事実を明記することが求められ

ています。

●逆に、利益相反がない場合もその旨を明記することが一般的になりつつ
あります。

アブストラクト

69 基本
アブストラクト(抄録)は、論文の内容を簡潔かつ包括的にまとめたものです。

●アブストラクトが要求される場合には、「正確であること」「論文の内容を評価しないこと」「首尾一貫して読みやすいこと」「簡潔であること」の4つの点に注意して書きましょう(APA p.74)。

70 基本
アブストラクトには、論文の内容を正確に伝えるために必要な要素は必ず盛り込みましょう。

●原著論文のアブストラクトには、研究の課題、研究参加者の特性、研究方法、研究における発見(研究結果)、結論、研究の意義などを記します。

71 提言
簡潔なアブストラクトを書くには、最も重要な点から書き始めるとよいでしょう。

●アブストラクトは、日本文であれば通例400字程度、英文なら250語程度でまとめることが要求されます。研究における発見(研究結果)は重要なものから提示し、タイトルは繰り返さないようにします。

72 基本
アブストラクトでは、読者が論文の概要をすぐに理解できるようなキーワードを示す必要があります。

●通例、5語程度のキーワードが要求されます。

73 基本
看護系の論文には、構造化抄録(構造化アブストラクト)と呼ばれる形式もあり、特に実験的手法を使った論文で用いられることが多くなりました。

●背景、目的、方法、結果、結論といった項目ごとに、論文の内容を箇条

書きで簡潔に示す形式です。短い時間で、同様の文献との比較がしやすいという利点があります。アブストラクトの書き方は、投稿するジャーナルのスタイルに従うとよいでしょう。

イントロダクション

74
原則

イントロダクションでは、研究の目的とその必要性、関連する先行研究の検討、仮説の説明（もしくは、研究の概念枠組み、研究変数の説明など）を簡潔にまとめます。

● 『APA 論文作成マニュアル』では、イントロダクションには「Introduction といった見出しはつけない」としています（ APA p.50）。しかし、看護学分野の論文では「はじめに」「序」「序文」「緒言」といった見出しをつけるのが一般的です。投稿するジャーナルのスタイルに従ってください。

75
基本

イントロダクションでは、研究の目的を簡潔に述べ、この研究がなぜ重要なのかをアピールしましょう。

● 研究目的と、この研究がなぜ必要なのか、理由を明らかにします。すなわち、研究の理論面や実践面での意義について述べます。

76
基本

研究の意義や研究目的を導く先行研究の検討では、発表しようとする研究が、先行研究とどのように関連しているかを示すことが重要です。

● どのように先行研究を踏まえ、どのような点が先行研究と異なるかを明らかにして、自分の研究の意義を示すことがここでの目標です。

● 関連するすべての先行研究（文献）を古い順から１つひとつ取り上げて解説する必要はありません。あくまでも、その論文の研究テーマに関連した先行研究を検討すればよいのです。

77
基本

仮説検証型の研究では、研究の背景や目的とともに、研究を通して明らかにしたい仮説について記述します。

● 仮説を導いた理論や仮説構築のプロセスを記述するとともに、その仮説が検証方法とマッチしているのかが判断できるように具体的に述べます。

方法

78 基本 | 研究で用いた方法を詳細に記すことは、研究方法の適否だけでなく、研究結果の信頼性と妥当性の評価を受ける上でも、とても大切なことです。

- どんなにすばらしい研究結果が書かれていても、信頼に足る妥当な研究方法がとられていなければ、意味をもちません。

79 基本 | 研究方法として記述する内容は、同じ方法で研究を再現・検証することを可能にするものでなければなりません。

- 実際に同じ方法で再現するかは別として、「再現できる」ために必要な情報を提供することを意識し、正確に記述しましょう。（☞基本 31）

80 基本 | 研究方法では、研究の手順、研究参加者の属性（人口統計学的特性）、および研究における倫理的配慮について説明します。

- 研究の手順として、「研究デザイン」「サンプリングの手順、サンプルサイズ、サンプル精度」「測定方法、実験操作もしくは介入とその方法」「データ収集方法」「データ分析方法」などを簡潔かつ詳細に記します（[APA] pp.84-87）。
- 研究参加者の属性として、年齢、性別のほか、研究テーマに特有の重要な特性（たとえば、教育介入研究における学力レベル、社会経済的状況、疾患や障害の種類と程度）を示します（[APA] pp.83-84）。
- 倫理的配慮の内容については、基本 33～39 を参照。

81 提言 | 研究を進める中での特別な工夫、特に苦労した点およびそれをどのように克服したかについては、具体的に記述しましょう。

- 研究中に直面した問題をどのように解決したかは、研究方法におけるオリジナリティとなりうる部分です。積極的にアピールしましょう。

結果

82
基本

「結果」では、データ分析に関する記述が一番重要です。
収集されたデータと、その分析の結果をまとめます。

- データは結論を導くのに十分な詳しさで報告しなければなりません。表や図にまとめるなどの工夫を考えてみましょう。また、表や図のデータのすべてを本文で述べるのではなく、考察で結論を導くのに必要な重要なデータに絞って言及しましょう。

83
基本

データ分析の結果は、量的研究、質的研究にかかわらず、
正確な報告が求められます。

- データを転記ミスしたり、記述が不十分だと、研究そのものに対する信頼を損ないかねません。記述には慎重を期しましょう（ APA p.88）。

84
原則

研究方法の基本的な概念や分析手順は
詳しく述べる必要はありません。

- 統計的手法を用いた報告では、イレギュラーな手順を除いて、読者には統計学の基本的な知識があることを前提に結果を記して構いません（ APA p.88）。
- 量的研究ではデータ解析表なども載せるとよいでしょう。

85
基本

質的研究や事例研究で「生データ」を提示する際は、
結果を如実に物語っている箇所を
的確かつ必要最小限の分量で示すことが大切です。

- 多量の生データが必要な場合は、「付録」に掲載します。
- データリポジトリを利用するという方法もあります。その際には投稿先のジャーナルがデータリポジトリに対応しているかどうかをチェックしましょう。（☞基本 90）
- 質的研究では、結果の信憑性を高めるために、読者が質的データの帰納

的分析の足跡をたどることができるための工夫(カテゴリー・サブカテゴリーの一覧表の提示など)を盛り込むこともあります。

86 基本
研究参加者の募集状況(時期、場所など)はもちろん、研究の各段階に変動があれば研究参加者数の推移を書きます。

● 途中で参加を取りやめた研究参加者がいた場合など、条件に変化が生じたときはその数と状況、および理由を説明します(APA p.87)。

87 基本
期待に反する結果が生じた場合は、それも記しましょう。不都合な結果をわざと隠してはいけません。

● 期待に反した結果の中に重要な「真実」が隠れていることがあるかもしれません。観察された結果を「事実」として捉え、どのような分析ができるかが科学的な研究には重要です。

88 基本
仮説に合うように結果を作り変えたり、都合の悪い部分を削除することもしてはいけません。

● これは捏造や改ざんにあたる研究不正行為です。(☞ 基本 15)

● 仮説と異なる結果が得られた場合、仮説が正しいか否かよりも、「なぜ仮説と異なる結果が得られたか」や、「仮説と異なる結果」自体を考察することによって研究の価値を高めることができます。結果を誠実に報告し、その結果を真摯に考察することにこそ、研究の価値があるのです。

89 基本
「結果」に「考察」を含めて、「結果と考察」とする場合があります。

● 研究結果から推論される考察は基本 91〜95 にて解説しますが、考察の内容が簡潔な場合には、「結果」とあわせて「考察」を提示することもあります。

90 基本
結果を導くのに使用した生データはデータリポジトリで共有することができます。

● 研究で使用した生データを一般公開することで、論文内容の正確性の担

保や、他の研究者が二次利用することによる新たな知見の創出に貢献します。

◉日本では 2021 年に、科学技術振興機構が J-STAGE Data の本格運用を開始し、J-STAGE 登載論文の根拠となるデータの公開が可能となりました。

◉従来、論文の本文に収まらずオンライン補足資料や付録などで公開していたデータを、研究の透明性の確保や二次利用の観点からオープンにしていこうという世界的な流れはやがて日本の看護分野の研究においても一般的になることが予想されます。

考察

91 基本
「考察」では、研究の結果を吟味し、
最終的な結論を引き出していきます。

●研究を通して研究の目的をどのように達成したのか、それによって何が
明らかになったのかを検討します。その研究の新しい発見、重要な特
徴、そこから導きだされる結論に重点をおきます。また、結果の一般化
の可能性についても触れるとよいでしょう（APA p.90）。

92 基本
研究結果の吟味は、先行研究と関連づけて行いましょう。

●研究の新規性や特徴には、得られた研究結果をより広い文脈に位置付け
直し、それがどういう意味や価値をもつか、関連する先行研究の知見と
照合して示します。その際、結果で提示したデータを詳細に繰り返さな
いようにしましょう。

93 基本
仮説検証型の研究では、「考察」において、最初に立てた
すべての仮説に対して支持、もしくは不支持を表明します。

●仮説が支持されない場合には、その理由を検討して説明を加えます。

94 基本
「考察」では、研究の限界を述べ、
今後の課題として考えられる点も記します。

●研究の限界を明らかにするのは、予期しえなかった問題や今回の結果か
らは答えられなかった問題について、その原因を考察し、次の研究につ
なげていくことが目的です（APA p.91）。

95 提言
「研究の限界」として、自分の能力の限界を
言い訳するのは避けましょう。

●研究の限界として、「インタビュー技術が未熟だった」、「調査期間が短
かった」、「研究参加者が少なかった」などは書くべきではありません。

結論、謝辞

96
基本

「考察」の最後に、あるいは新たに「結論」というセクションを設けて、研究を通じて発見したことの重要性について、次の点に触れながら述べてもよいでしょう。

☐ 研究成果の理論的，臨床的，実用的な意義と，その解釈の根拠は何か.

☐ 研究結果が妥当で再現性があるとすれば，当該研究結果によってどのような現実の心理現象が説明されたりモデル化されうるのか.

☐ この研究に基づく適用可能性は保証されているか.

☐ これらの研究結果によって，どのような問題が解決されず，また新たに発生するのか.

上に挙げたような問いに答えることで、あなたが行った研究の意味がいっそう明らかになります（ APA p.91）。

97
原則

オーサーシップがない研究貢献者がいる場合には、
「謝辞」でその名前を記します。

● 名前だけでなく、具体的な貢献の内容(助言、論文のチェック、データ収集、資料提供など)を付記するとよいでしょう。

● 研究指導や総括的なサポート、また経済的、物質的なサポートについても謝辞に加えます。個人だけでなく、団体(組織)の場合もあります。

98
提言

謝辞に名前を記す場合は、
当人の承諾を取っておいたほうがよいでしょう。

● 口頭でもよいですが、できれば書面をお勧めします。

引用文献リスト、注

99
基本

論文の中に引用されている文献はすべて
「引用文献リスト」に挙げます。

- 逆に、引用文献リストにある文献は、本文中のどこかに必ず示されていなければいけません。
- 引用の方法は第5章、引用文献リストの作成は第6章を参照。

100
原則

研究にあたって参考にした文献でも、本文中に言及されていない
文献は「引用文献リスト」に掲載しません。

- 「引用文献リスト」とは別に「参考文献リスト」として、参考にした文献の提示を求めるジャーナルや、「引用・参考文献リスト」として引用文献とともに参考にした文献を挙げるジャーナルもあります。文献として挙げる範囲や、その書式は投稿するジャーナルの執筆要項に従いましょう。

101
基本

本文中の用語や内容に情報を追加したり、
詳しく説明する場合には注を付けます。

- 読者が論理を追って読むことを遮る側面もあるため、注は可能な限り少なくし、議論の展開に不可欠な場合のみに限るようにします。（☞ 提言 227）
- 長い引用文、尺度、テスト項目、複製もしくは改変した図・表を引用する際は、注で出典を明記します。
- 図・表の改変は必ず著作者の許可を受け、そのことを注に記さなければなりません。（☞ 基本 173）

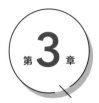

第 3 章

論文の執筆から
投稿まで

- -

研究の成果を正確に伝え、かつ読みやすい論文を書くために
は、いくつかのポイントがあります。この章では、わかりや
すい文章を書くにはどのようなことに注意すればよいのか、
論文にふさわしい文章スタイルとはどういったものかなどの
点について、わかりやすく解説します。また、論文が採用さ
れるために必要な、投稿や査読についての知識や注意事項に
も触れます。

☞『APA論文作成マニュアル』第4章、第12章

論文を書く前に
チェックしておくこと

102
基本

論文を書くにあたって、「何を伝えたいのか」を考えましょう。

- 論文は研究成果を伝えるためのコミュニケーションのツールです（☞基本 3）。伝えようとする研究成果は何か、つまり、「何を伝えたいのか」が明確になっているでしょうか。

103
基本

研究の成果を「誰に伝えたいのか」を考えましょう。

- 次に、論文というコミュニケーションのツールを使って伝えようとする研究成果を、誰に伝えたいのか、意識してみましょう。
- 同僚に伝えたいですか、日本中（あるいは世界中）の研究者に伝えたいですか、研究者に限らずより多くの人々に伝えたいですか。伝えたい相手によって、どのような形でどこに発表するか、そしてどのように書くべきかが、変わってきます。
- 伝えたい相手は、伝えようとする研究成果に、興味をもってくれそうでしょうか。すなわち、相手とのコミュニケーションが成り立ちそうでしょうか。こうしたことも考えてみましょう。

104
基本

コミュニケーションが成り立つ発表の場を選びましょう。

- ジャーナル（学術誌）には、大学（研究科や学部）や研究機関が発行する「紀要」、学会が発行する「学会誌」、そして、出版社が発行する「商業誌」などがあります。それぞれ、異なる編集方針があります。
- 論文というツールを使ってコミュニケーションが成り立つためには、「伝えたいことが伝わる場を選ぶ」ことも大事です。「誰に、何を伝えたいか」を意識して、どこに投稿するか、どこで発表するかをよく考えましょう。

105
基本

どこに論文を発表するか、「戦略的に」考えましょう。

● せっかく論文を書くのですから、研究テーマに合ったジャーナルに狙いをつけることは、論文が採用されるための重要な戦略です。

● そのためにも、「誰に、何を伝えたいのか」を明確に意識することが大切です。

106
基本

ジャーナルにはそれぞれ「傾向」があります。

● ジャーナルには、それぞれの専門分野に加えて、質的研究を多く掲載する雑誌、量的研究が載る確率が高い雑誌などの「傾向」があります（APA p.393）。（☞提言 143）

107
基本

自分の論文と似た研究が掲載されているジャーナルを探しましょう。

● 「ジャーナルに『傾向』がある」のであれば、どのような論文が評価されている（＝掲載されている）のかを把握し、自分の論文と近いタイプの論文が多く掲載されているジャーナルを探しましょう。

● ジャーナルの「傾向」と自分の論文のテーマ・スタイルが近いほど、良い評価を受ける（＝掲載される）可能性が高くなるからです。

108
基本

ハゲタカジャーナルに引っかからないようにしましょう。

● ジャーナルや出版社の中には投稿原稿の募集、査読、出版に関して非倫理的で不正な手段を伴う搾取的、詐欺的行為を行っているものがあります（APA p.394）。

● こういったジャーナルでは、出版プロセスにかかる費用に見合わない法外な掲載料を請求されます。

● このようなジャーナルに掲載されていることが、ひいては自分の研究者としての価値を下げることにもつながるので注意しましょう。

● ハゲタカジャーナルは巧妙で、往々にして一見して見抜けるようなものではありませんが、大手の文献データベースに収録されているかどうか、ネットで公開されている優良ジャーナルのリストに収載されているかどうかなどを確認することでハゲタカジャーナルを見極めるための役

に立ちます。また、最近では研究機関(大学など)でもウェブサイトを通じて注意喚起しています。

 **発表先の候補となるジャーナルに掲載された
論文のテーマと研究方法をチェックしましょう。**

●投稿しようと考えるジャーナルの候補をいくつか選んだら、それぞれの
ジャーナルで近年(過去1〜3年ほどでよいと思います)、どのような論
文が取り上げられているかを、特にテーマと研究方法に焦点を当てて
チェックするとそのジャーナルの「傾向」がよりはっきりと見えてくるか
もしれません。

**投稿を考えるジャーナルに掲載されている論文を見て、
その書き方や、参考になる点をチェックしましょう。**

●そのジャーナルの論文にふさわしいスタイルや書き方、図表の提示の仕
方などを学ぶことができます。

執筆要項と論文に ふさわしいスタイル

111 **基本**
執筆要項（執筆要領、投稿規定）に書かれていることは、
厳守しましょう。

- ●ジャーナルには、多くの場合、執筆要項や投稿規定（論文を書く際に守るべき注意事項）が示されています。
- ●ジャーナルに投稿する際は、マージン（余白幅）、紙の大きさ、1行の文字数、1ページの行数、フォントの種類や大きさ、句読点、ページレイアウト、字数制限（枚数）、提出方法など、執筆要項に従わねばなりません。
- ●図表については、作成や提出に関して細かな規定を設けている場合が多いので、特に注意しましょう。

112 **基本**
「執筆要項が守られていない」という理由で、
査読を受け付けてもらえないこともあります。

- ●締切が設定されている場合には、当然のことながら、それを守らなければいけません。締切期日は、ジャーナルの出版までのスケジュールを考えて、設定されています。締切は厳守しましょう。

113 **原則**
執筆要項に書かれていることを守るのがどうしても難しい場合は、
編集委員会・編集者に問い合わせましょう。

- ●例外的な対応が認められる可能性もありうるので、問い合わせてみましょう（必ず投稿前に）。
- ●ただし、過去の掲載論文を参照するなど、執筆要項に沿うように最大限努力を行った上で照会するのがマナーです。

114
基本

論文の文章で大切なことは、簡潔でわかりやすいということです。

- 論文では、文章は簡潔であるほど効果的です。論文に求められるのは、無駄のない表現です。

- 研究参加者、研究手法、実験装置などの説明が詳しすぎたり、わかりきった内容を丁寧に書いたりすることは避けましょう。シンプルな表現で、無駄のない文章を書くことが、必要な内容を正確に伝えるにあたっては大切なことです。

115
基本

無駄な繰り返しを避けましょう。

- 限られた字数の中で読みやすい論文を書くためには大切な要素です。繰り返しはないか、まわりくどい表現はないか、常に気を配るようにしてください。

- 特に、「結果」で述べたことを「考察」で繰り返すなど、セクションごとの繰り返しは意外に多くなりがちです。無用な繰り返しがないか、意識的に推敲するとよいでしょう。

116
基本

論文は、用語の意味や論旨の展開が、
最初から最後まで矛盾なく、一貫していなければなりません。

- 特に、鍵となる用語は、最初にその概念を規定して、論文全体を通じて同じ意味で用いているかを常に確認しましょう。キーワードがさまざまな意味で使われていると読者は混乱してしまいます。

- 論旨の展開は、前の文章とのつながりや段落を意識して、論理が飛躍しないように心がけましょう。

117
基本

投稿するジャーナルの「読み手」を意識して、詳細に記述したり、
逆に説明を省いたりと、書く内容を必要に応じて調整しましょう。

- 異なる専門領域のジャーナルに投稿する際は、自分にとって「当たり前」のことでも、多少詳しく説明をしないと読者に伝わらないことがあります。逆に、読者に「当たり前」と思われることを丁寧に書く必要はありません。

適切な文の長さと文体上の注意点

118 基本
長く、複雑な構造の文章は理解を妨げます。また、段落内のそれぞれの文の長さに多少の幅をもたせる工夫もしてみましょう。

- 言葉数が多く、不必要に飾り立てた文章は、論文には不似合いです。
- 逆に、単純でぶっきらぼうな短文ばかりだと、単調で途切れ途切れな印象を与えます。文章の長さのバランスも考えてみましょう。

119 基本
段落は、1つの段落で1つのアイデアを理解させる長さが基本です。

- 短い文の段落が続くとやはり途切れ途切れの印象を与えますし、長すぎるとその段落の中心的な話題が伝わりにくくなりがちです。

120 提言
段落が長くなったときは、論理の流れの切れ目を探して、そこで新たな段落に変えるか、内容そのものを組み直してみましょう。

121 基本
論文全体の長さは、発表しようとする内容を過不足なく、明瞭に伝えることのできる分量が最適です。

- 長ければよいというものではありません。散漫な書き方は論点を曖昧にします。簡潔であることが、より効果的と言えます（APA p.115）。

122 基本
論文の内容を読者に正確に理解してもらうには、ふさわしい文章のスタイルを心がけなくてはなりません。

- 難しい表現をわざわざ使う必要はありません。内容そのものをストレートに、正確に伝えることを心がけましょう。
- 比喩表現などの修辞的な技巧は避けたほうがよいかもしれません。比喩が、意図した内容と異なる形で読み手に伝わるかもしれないからです。

123
基本

直接引用を除いて、文体は「である調」が基本です。

- 口語表現、隠語、俗語などは、文献やインタビューデータなどからの直接引用を除いて、論文の文体としてはふさわしくありません。

124
基本

論文では、挑発的な書き方をしたり、読み手や引用した研究者を見下したりするような文体は避けるべきです。

- たとえば「Aは〜を完全に見過ごした」よりも、「Aは〜を考慮しなかった」という表現のほうが好ましいでしょう（APA p.118）。

125
基本

内容が正確に伝わるよう、あいまいな表現を用いないように心がけましょう。

- 数量について「非常に多くの」「ほとんどすべて」などの表現は避けて、正確な数値を明示しましょう。
- 「これ」「それ」などの指示代名詞は何を指すのかがわかりにくくなることがあります。「この検査」「その研究参加者」「それらの報告」のように、具体的な表現を用いてあいまいさをなくすよう、注意しましょう。

126
原則

論文中で研究者自身を指す表現として、「筆者（ら）」や「研究者（ら）」が使われてきましたが、あいまいさを避けるため、「私（たち）」といった一人称の表現が推奨されています。

- 『APA論文作成マニュアル』では、研究者自身を指す場合には、「私」や「私たち」を用いたほうが明解でよいという立場をとっています。また、「私たち」については、漠然と広い意味では使わず、筆頭著者と共著者（共同研究者）を示す場合にのみ使用するとしています（APA pp.124-125）。

127
提言

「私たち看護職は」などのように「私たち」の指す内容がはっきりと特定できる場合は、論文に使用してもよいでしょう。

わかりやすい文章を書くために

128
基本

わかりやすい文章を書くために、『APA 論文作成マニュアル』は
4 つの方法を勧めています。

- ●「他人の論文を読む」「アウトラインから書く」「少し時間をおいて初稿を
  何度も読み直す」「原稿の段階で同僚に読んでもらい意見をもらう」（APA
  pp.133-135）です。

129
基本

「他人の論文を読む」ことで具体例から学ぶことができます。

- ●インプットがないとアウトプットは出せないものです。
- ●ジャーナルに掲載された論文は査読を経て世の中に出されたものなので
  一定水準以上の文章であることが期待できる、文章作成のための「生き
  た教科書」です。
- ●文章表現のレパートリーを増やしたり、論理構成を学ぶための格好の教
  材となるでしょう。

130
基本

「アウトラインから書く」ことで、論理的な飛躍を防ぐことができま
す。

- ●論文のアウトラインを明確に捉えておくことで、中心となるアイデアが
  明らかになり、文章が整理され、脱線や書き洩らしを避けることができ
  ます（APA p.134）。

131
基本

「少し時間をおいて初稿を何度も読み直す」ことで、
誤字・脱字はもちろんのこと、論理の飛躍も見つけやすくなります。

- ●書き忘れた点、本筋とは関係のない記述はないかをチェックします。
- ●論理の飛躍を見つけたら、全体の流れを考えつつ、文と文や段落のつな
  がりを工夫してみましょう。どうすれば読み手が理解してくれるかを念

頭におきながら、表現を見直しましょう。

● 読み直す際には、声に出して読むと、目と耳の両方からのインプットにより、誤りなどに気づきやすくなるため、より効果的でしょう（[APA] p.134）。

132
基本

論文を書き上げたあとのチェックポイントとしては次のような点があります。

☐ 文章は簡潔明瞭か

☐ 論旨は明快か

☐ 研究の結果は研究目的から離れていないか

☐ 考察は研究結果から論理的に展開されているか（考察が研究結果から飛躍していないか）

133
基本

「原稿の段階で同僚に読んでもらい意見をもらう」ことで、自分では見過ごしてしまいがちな論理的な矛盾や飛躍を客観的に見つけてもらうことができます。

● 自分の書いたものは、何度読み返しても、過ちを見過ごしてしまうものです。自分とは「別の目」で原稿を読んでもらい、内容だけでなく、わかりにくい表現なども遠慮なく挙げてもらいましょう。

● 論文を読んでもらう相手は、論文に関連する領域のジャーナルでの出版経験のある同僚で、できれば2人以上が望ましいでしょう（[APA] p.134）。学生の場合は、指導の教員や先輩に読んでもらって、意見をもらうこともできます。

134
提言

同僚に読んでもらって受けた指摘は、「そんなことはない」と否定せず、真摯に受け止めて、修正を試みましょう。

● 指摘を受けた点は、ほかの読み手（査読者や読者）も同様に感じる可能性が高いと考えられます。また、「そんなことはない」と指摘を拒絶するのであれば、読んでもらう意味がありません。

● あなたを否定しているわけではなく、あくまでも論文としての課題を指摘してもらっているはずです。指摘は真摯に受け止め、課題の解決に努めてより高い完成度をめざしましょう。

135
提言

論文を読んでもらうにあたっては、その前に自分で何度も読み返し、完成度を高くしておきましょう。

●誤字・脱字が多かったり、論理の飛躍が多い原稿は、読んでもらう人に余計な負担をかけ、貴重な時間を無駄にすることになりかねません。

136
提言

「誰に論文を読んでほしいか」をイメージしながら書くのも1つの方法です。

●論文を書くにあたっては、読んでほしい人——同僚や友人、教員、学生、自分がよく知っている人など——を具体的に頭の中に想い描いてみてはどうでしょう。その人に説明したり、教えるつもりで書くと、ふさわしい文章の具体的なイメージがわいてくるのではないでしょうか。

45

知っておきたい査読のルール

137
原則
論文完成後、実際に投稿するにあたっては、
再度、投稿規定、執筆要項の内容を守っているかを確認しましょう。

● 論文審査にあたっては、まず形式や書式が、投稿先の求める要件を満たしていることが大前提となります。

138
基本
論文投稿後、形式や書式面で要件がクリアしていると判断されると
原稿受付がなされ、今度は内容面がチェックされます。

● 内容面がチェックされるプロセスを、査読(ピア・レビュー)と言います(APA pp.398-400)。

139
基本
査読を受けて、特に問題がなければ採用となります。

● しかし、多くの場合、査読で何かしら再検討の指示が出るものです。

140
基本
査読者のコメントが送られてきたら、それを踏まえた
論文の修正や補足などの対応が必要です。

● 査読者は、論文を読んで、疑問点や不明点を指摘しているはずです。「読み手」からの指摘を真摯に受け止め、「書き手」として伝えたいことが的確に伝わるように論文を修正することが求められます。

141
原則
再投稿にあたっては、必ず査読者に宛てた返事を添えましょう。

● 査読者のコメントを読んで、必要な修正が終わり、新しい原稿を再提出する際には、査読者に宛てた回答を添えて、どのような修正を行ったか、あるいは行わなかったかを伝えましょう(APA p.401)。

● 特に後者の場合は、修正を行わなかった根拠をはっきりと伝える必要があります。再検討や修正の指示が出た箇所について、査読者が納得のい

く理由を伝えないまま修正を行わなかったり、表現を多少変えただけの修正では、「修正されていない」と判断されて掲載不可となる可能性が高くなります。

142 提言　査読者からの指摘については、必ずしもすべて指摘の通りに修正する必要はありません。

- 論文の執筆者はあなたであって、査読者ではありません。論文を通じて査読者の主張を代弁するのではなく、あなたの考えを伝えることが大切です。
- 査読者の指摘と異なる対応をとる場合、査読者に宛てた回答で自分の意図を伝えるとともに、その意図が論文の読み手にも伝わるような論文の修正も必ず行ってください。

143 提言　査読者のコメントが自分の意図とはかけ離れていて、修正が難しい場合、別のジャーナルに出してみることも考えてみましょう。

- ジャーナルごとに編集方針があるばかりでなく、時期によって取り上げられるテーマや研究方法に「傾向」が生じることが少なくありません。（☞基本 106）
- あなたの論文がその雑誌（その号）の「傾向」に合致していなかったのかもしれません。その場合は、そのジャーナルはあきらめ、別のジャーナルを検討するのも一案です。

144 提言　運悪く不採用となっても、落ち込む必要はありません！何度もチャレンジしてみましょう。

- そのときの編集方針に合わないなどの理由で不採用となることも多々あります。落ち込む必要はありません。
- ただし、不採用の理由が記された査読者のコメントはしっかりと検討しましょう。未熟な点があれば、それを直し、次によい論文を書けるように努力すればよいのです。
- 研究デザインや論文の構成、記述の内容にそれほど問題はなさそうだが、論文で伝えようとしたことが査読者には伝わらなかったと感じたら、編集の方針や傾向の異なる別のジャーナルを探して、そこに投稿してみましょう。そこで採用されることも、よくあるものです。

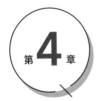

第**4**章

データの提示方法

多くの論文においてデータの提示は避けて通れません。でも、せっかく書いたものが誤って読者に伝わってしまっては元も子もありません。この章では、数値や文字、単位、統計、図表等のデータを提示する際の基本事項を取り上げ、どうしたら筆者の伝えたいことを的確に表現し、正確に読者に伝えられるのかについて表記上の配慮と工夫について解説します。

☞『APA論文作成マニュアル』第6章、第7章

数値や文字の表記方法

145
基本
数値の表示にはアラビア数字を用いましょう。

● 日本人が使用する数字にはアラビア数字（算用数字）、ローマ数字、漢数字があります。量的データを提示する際はアラビア数字を用いましょう。

> 誤） 対象者は三百五名であった。

> 正） 対象者は 305 名であった。

● 漢数字で概数を表現したくなる場合がありますが、科学論文なので極力実数を提示するようにしましょう。

> 誤） そのうちの十数名が該当なしと回答した。

> 正） そのうちの 12 名が該当なしと回答した。

146
基本
数値は半角で入力しましょう。

● コンピュータが扱うことのできる数字には半角数字（1 バイトコード文字）と全角数字（2 バイトコード文字）があります。見た目が同じなので注意しましょう。

> 例） 全角＝０１２３４５６７８９

> 例） 半角＝0123456789

● 全角で数値を書くと、数値の分離禁則処理が行われません。行末近くの数値が途中で改行されてしまう不具合が生じるので避けましょう。

> 誤） ……質問紙配付数９００件に対して回収数５
> 　　 ３６件であった。

> 正） ……質問紙配付数 900 件に対して回収数 536
> 　　 件であった。

● 全角数字はひらがなや漢字などと同等の文字幅があり、桁数の多い数値や小数点を含む数値などでは見た目が冗長になるので避けましょう。

> 誤） 回収率は５９．６％であった。

> 正） 回収率は 59.6% であった。

147 提言 1を超えない数値は小数点の前の0を省略します。

● 相関係数や確率など、理論上1を超えない数値を表現する際には1の位を示す0を表記しないことにしましょう（APA pp.191-192）。

● これは、論文の文字数を有効に使うことに貢献するとともに、1を超えない数値であるというさらなる情報を付加することになります。

> 誤）相関係数は 0.78 であった。
>
> 正）相関係数は .78 であった。

148 原則 ローマ数字は使用しません。

● ローマ数字はつぎのような数字です。

> 例）Ⅰ, Ⅱ, Ⅲ, Ⅳ, Ⅴ, ... ⅩⅩ, ⅩⅩⅠ, ...

● 実験手順や段階を示すシリーズ物の事項、たとえば実験Ⅰ、実験Ⅱ、第Ⅲ段階など、ローマ数字を使用してしまいがちですが、下記に示す確立した用語を示す場合以外はアラビア数字を用いましょう。

149 例外 確立した用語の一部となっているローマ数字はそのままローマ数字を用い、アラビア数字に変えてはいけません。

> 例）Type Ⅱ error

● ローマ数字を表記する際には全角文字ではなく、半角アルファベットの組み合わせで表示しましょう。

● これは全角ローマ数字が機種依存文字であり、フォントや文字コードセットの違いによって異なる文字に化けてしまう不具合を回避するためです。

150 基本 英文字と記号は半角で入力しましょう。

● アルファベットで示される用語や単位などは半角文字を使用しましょう。

> 例）全角＝Ａ　Ｂ　Ｃ　ａ　ｂ　ｃ，．％
>
> 例）半角＝ABCabc, .%

●全角アルファベットで記述すると、単語の分離禁則処理が行われません。行末近くの単語が途中で改行されてしまうという不具合が生じるので避けましょう。

> 誤）……………………それらの現象に関してＭａｅｄ
> ａ（２０２３）は次のように述べている
>
> 正）……………………それらの現象に関して Maeda
> (2023)は次のように述べている

●全角英数字文字はひらがなや漢字などと同等の文字幅をとり、長い単語では見た目が冗長になるので半角で表記しましょう。

> 誤）Ｅｖｉｄｅｎｃｅ－ｂａｓｅｄ　Ｎｕｒｓｉｎｇが生まれた背景には…
>
> 正）Evidence-based Nursing が生まれた背景には…

151 原則 1,000 以上の数値は桁区切りしましょう。

●桁数の多い数値は、数字を羅列するより桁の目印を付けたほうが格段に視認性は向上します。

●日本語の数の単位は 4 桁ごとに「万」「億」「兆」「京」という単位をあてているため、4 桁ごとの桁区切のほうが理解しやすいかもしれません。

●しかし、国際標準である SI 単位系の接頭辞(k、M、G など)は 3 桁ごとに単位が繰り上がるシステムとなっています。(☞ 基本 157)

● 1,000 以上の数値は、国際単位のシステムに準拠して 3 桁ごとにコンマ(,)で区切ることとします(APA p.192)。

> 誤）1,2345,6789
>
> 正）123,456,789

152 例外 桁区切りを用いてはいけないケースもあります。

●桁区切りをすることがかえって誤解を招くような以下のケースでは、桁区切りを行わず、数字の羅列によって数値を示すことにします(APA p.192)。

●ページ番号

> 例）pp.1120-1178
>
> 桁区切りすると pp. 1,120-1,178 となり、3 つの不連続ページのように誤認する可能性があるためです。

●連続番号

例）　290466960

桁区切りすると 290,466,960 という 3 つの数を示しているように見えてしまうためです。

●自由度

例）　$F(24, 1000)$

この場合、2 つの自由度のセパレータがカンマなので、混同を避けるために桁区切りは行いません。

●二進数

例）　10110110

桁区切りは十進数の表記法なので、十進数以外の数値には使用しません。

153
原則

数式は高さ 1 行で収めましょう。

●分数や平方根記号を含む数式は上下の高さが 1 行以内に収まらないため、行送りが間延びし、見た目が悪くなります。

●このような場合には、スラッシュ (/) や指数を組み合わせて表記すれば、たいていの四則演算は上下に広げずに行内に収めることが可能です（ APA p.202）。

誤）　$a = \sqrt{\frac{1+b}{x}}$

正）　$a = \{(1+b)/x\}^{1/2}$

154
例外

数式を独立させて表示するケース

●複雑な数式や、数式に参照番号を付す場合には、数式の直前で改行し、数式だけを独立した行で表示するようにします。

●参照番号は、数式と同じ行に、右詰めでカッコ内に連番を振ります。それら数式を本文で参照する際には、「数式 2」「数式 3」のように記述します。

例）　$t = \dfrac{|M_1+M_2|}{\sqrt{\dfrac{SD_1^2+SD_2^2}{n\text{-}1}}}$　　　　　　　　　（ 2 ）

数式 1 と数式 2 を比較すると、数式 2 のほうが…

単位の表記方法

155
原則

SI 単位を使いましょう。

- 物理量を表す単位系には「メートル法」「尺貫法」「ヤード・ポンド法」などがあります。論文における単位の表記は、米国、リベリア、ミャンマーを除いた世界中の国々が主たる度量衡の単位として採用している国際単位系(SI: *Le Système international d'unités*)を使用します。

- SI は以下に示す 7 つの基本単位と、それらを組み合わせた組立単位(たとえば、m^2[平方メートル]、m/s[メートル毎秒]、Hz[周波数 $=s^{-1}$]など)、SI をもとに派生した単位(たとえば、min[分 $=60$ s]、L[リットル $=10^{-3}m^3$])などから構成されています。

SI の基本単位

単位記号	名称	説明
m	メートル	長さ
kg	キログラム	質量
s	秒	時間
K	ケルビン	熱力学温度
A	アンペア	電流
mol	モル	物質量
cd	カンデラ	光度

- SI で推奨されていない単位については SI 相当値を記載します。

  例) その棒の長さは **3 フィート(0.91m)**に切り揃えた。

  (長さの単位として使用されている「フィート」が SI 単位ではないので長さを表す SI 単位に換算した数値を単位とともに併記している)

156
例外

看護系の研究で使用される可能性の高い非 SI 単位については、SI 相当値を併記することなくそのまま使用できるものとします。

例) 摂取された炭水化物は熱量換算で **124kcal** に相当した。

例) 介入後の拡張期血圧の平均値は **83.0mmHg** であった。

157 基本 適切な SI 接頭辞を使用しましょう。

●基準となる単位に対して大きな値や小さな値を示すのに使用される SI 接頭辞があります。0.0012 m と表示するよりも 1.2 mm（＝1.2×10^{-3}m）と表示したほうが、スペースを節約できるとともに読者の理解も得られやすくなります。

●ある量を表すのに、単位として確立しているものもあります。

> 例）　血糖値を表す mg/dL（ミリグラムパーデシリットル）

●代表的なものを下記に列挙します。

SI 接頭辞

SI 接頭辞	読み方	意味	SI 接頭辞	読み方	意味
da	デカ	10^1	d	デシ	10^{-1}
h	ヘクト	10^2	c	センチ	10^{-2}
k	キロ	10^3	m	ミリ	10^{-3}
M	メガ	10^6	μ	マイクロ	10^{-6}
G	ギガ	10^9	n	ナノ	10^{-9}
T	テラ	10^{12}	p	ピコ	10^{-12}

158 提言 リットルは大文字の L を用いましょう。

●論文の原稿作成の段階で用いられるワードプロセッサーの文字の場合、アルファベット「L」の小文字の「l」は数字の 1 と見間違えやすく、正確な伝達を目的とする科学論文で使用する文字としてはふさわしくないため、容積を表すリットルを単独で記述する場合は、大文字の「L」を用いることにします。

159 例外 医療安全上の配慮からすべて大文字の「L」を用います。

●『APA 論文作成マニュアル』では、SI 接頭辞とリットルとを組み合わせて作った容積の単位は、その組み合わせによって「l」が L の小文字でありリットルを表すことが明白なため大文字化は不要（APA p.185）とされていますが、医療安全上の配慮からすべて大文字の「L」を用います。

> 誤）　2 日目の水の使用量は 13l であった。

> 正）　2 日目の水の使用量は 13L であった。

> 正）　この綿球にはおよそ 3mL のポビドンヨードが含まれていた。

誤） 塩分濃度は **30g/l** であった。

正） 塩分濃度は **30g/L** であった。

正） 食前の血糖値は **95mg/dL** であった。

統計の表示方法

160
基本

ラテン文字の統計記号はイタリック体で表示します。

●多くの統計量はラテン文字によって示されます。たとえば、M（平均値）、SD（標準偏差）、MSE（平均平方誤差）、r（ピアソンの積率相関係数）、N（総ケース数）、n（サブサンプルのケース数）、df（自由度）、$F_{(df_1, \, df_2)}$（自由度 df_1, df_2 における F 値）、$t_{(df)}$（自由度 df における t 値）などは、統計量であることを明確に示すためにイタリック体で表示します（APA pp.195-201）。

161
基本

ギリシャ文字の統計量は標準書体で表示します。

●α（有意水準、もしくは Cronbach の信頼性係数）、β（Type II error の確率）、σ^2（母分散）、χ^2（カイ 2 乗値）などです（APA p.181）。

162
基本

統計量を表す記号は、本文中では特に
説明の必要なく使用することができます。

●通常使用される統計量を示す記号は『APA 論文作成マニュアル』（APA pp.197-201）に一覧できる形でまとめられていて便利です。

163
基本

有意水準は「研究方法」においてあらかじめ提示しましょう。

●有意水準は推測統計を行う際に帰無仮説を棄却する水準を示します。この値は、検定統計量を算出してから決めるものではありません。得られた検定統計量の確率値が、研究計画段階であらかじめ決めておいた水準に照らして小さい場合に、統計的に起こりえない事象として取り扱うことになります。

●したがって、有意水準はあらかじめ「研究方法」において提示しておきましょう。

> **例）** 有意水準 5% で検定を行った。
>
> **例）** 危険率 5% で検定を行った。
>
> **例）** 仮説検定の棄却域は 5% 未満とした。

164 原則

p 値は等号表示しましょう。

●$p < .05$ 式の表記は、検定統計量から確率値の概数を対応表で算出していた時代の産物です。コンピュータの発達普及した現在では、検定が必要な研究では SPSS 等の統計解析アプリケーションを用いて確率値が直接算出できるので、不等号表示自体が意味をなさなくなっています。

●したがって、p 値の報告には等号を用いて、コンピュータが計算した結果を記述するのが原則です（APA p.192）。

●p 値は理論上 1 を超えないので、1 の位を示す表記はしなくてよいでしょう。（☞提言 147）

165 例外

p 値を不等号で示す場合もあります。

●ひとつは、算出した p 値が 0.1% よりも小さい場合です。このような場合には $p < .001$ と表記します（APA p.192）。

●もうひとつは、結果を表で提示する際に、正確な確率値を表示すると表の簡潔さを損なうような場合です。表の確率注で、アステリスクの数と確率値の対応を示します（APA p.216）。確率注については基本 173。

> **例）** 表の確率注での表記例
> $*p < .05.$　$**p < .01.$　$***p < .001.$

図表を用いたデータ表示

166 基本　図表は本文を補うためのグラフィック情報です。

- ●論文の構成要素は、本文を構成するテキスト情報と、テキスト以外のグラフィック情報とに大別されます。
- ●グラフィック情報には、表やグラフ、絵、写真などが含まれます。
- ●「表」とは、数字や文字を行列構造で表したものです。
- ●「図」とは、「表」以外のすべてのグラフィック情報を指します。したがって、グラフや絵、写真などはまとめて「図」と称します。
- ●図表は本文の繰り返しではなく、本文を補うものです。

167 基本　提示するデータの個数で図表を使い分けましょう。

- ●『APA 論文作成マニュアル』では次のようなガイドラインを示しています。図表を使い分ける際の目安としましょう（ APA p.193）。
- ● 3 つ以下の数を提示するケースでは、最初に文章の使用を考えましょう。
- ● 4〜20 個の数を提示するケースでは、最初に表の使用を考えましょう。
- ● 20 個以上の数を提示するケースでは、最初に図の使用を考えましょう。

168 基本　図表を理解するのに必要な情報はすべて、その図表の中で示しましょう。

- ●図表は本文を補うためのものです。しかし、本文がないと理解できないものではいけません。
- ●図表を見るだけで、その図表の内容が理解できるようにしましょう（ APA p.208）。

169 基本 図表番号は出現順に連番で表示します。

- 図は出現順に図 1、図 2……もしくは Figure 1、Figure 2……のように、半角のアラビア数字で連番を振って表示します（ APA p.238）。

- 表は出現順に表 1、表 2……もしくは Table 1、Table 2……のように、半角のアラビア数字で連番を振って表示します（ APA p.212）。

- 英文の場合、図は「Figure」、表は「Table」を用いましょう。

- 図表の参照を容易にするために、図表番号ともに枝番は振らず、整数の連番のみで図表番号を付けていきます。

    誤）　表 5-1
    誤）　図 3c

170 基本 本文では図表番号で図表を参照します。

- 本文で図や表に言及する際には、図表番号を使用して特定します（ APA p.209）。

- 「下図」や「次ページの表」といった表現は避けましょう。どの図表を参照すればよいのか判断に迷う場合があります。図表と本文の位置関係は出版前の編集で変化しうるものでもあります。

    誤）　右図のように、…
    誤）　3 ページ目の表では、…
    正）　表 2 によれば、…
    正）　…であることがわかる（図 3）。

171 基本 転載・改変する場合は許諾を得ましょう。

- ジャーナル（学術誌）の投稿にあたっては、執筆要項において著作権の一部譲渡を求められることがほとんどです。他の学会誌等から図表を転載、もしくは改変して再掲する場合には、たとえ自分の作成した図表であったとしても、発行元（学会あるいは出版社）の許諾が必要になる場合があります。（☞基本 44）

- 許諾が必要な場合は投稿前に手続きを行いましょう。

- 表注もしくは図注で必ず転載・改変した作品の出典を示す著作権表示を行います（ APA p.210）。

表の作成

172 基本
表の基本的な構成要素は表番号、タイトル、見出し、表本体、表注です。

- 表番号は「表」もしくは「Table」に続けてアラビア数字で連番を振ったもので、左詰めで記載します。

- 『APA 論文作成マニュアル』とは異なりますが、タイトルは表番号と同じ行に、1 文字分空けて記述します（ APA p.211 では、表番号の下に 1 行空けて記述、となっています）。

- 見出しは表本体の直上に配置され、列中のデータ項目を説明します。

- 表本体とは、見出しによって示されるデータからなります。

- 表注は表本体の下に左詰めで記載し、その表に関する特記事項を記述します。

- 表の例を以下に示します。

表番号 → **表 1**	免許別性別就業看護職者数推移			← 表タイトル	
スタブ見出し	**看護師**		**准看護師**	← 列スパナ	
年次 [a]	女性	男性	女性	男性 ← 列見出し	
2012	952,423	63,321	334,629	23,148	
2014	1,012,811	73,968	317,276	22,877	
2016	1,065,204	84,193	300,971	22,140	
2018	1,123,451	95,155	282,702	21,777	
2020	1,176,546	104,365	263,863	20,726	

表注 — 注. 各数値は令和 2 年衛生行政報告例（就業医療関係者）に基づく
[a]　各暦年の 12 月 31 日現在のデータである

173 基本
表注は一般注、特定注、確率注からなります。

- 一般注は、表全体にかかわる注意事項、略語や記号の説明を加えます。表を転載した場合には一般注で原典について言及します。一般注は「注.」、英文の表であれば「*Note.*」に続けて記載します（ APA p.215）。

- 特定注は表中の特定のセルや行列にのみ適用される事項を示した注で、一般注の直後に、改行して提示します。セルや行列との対応づけには上付き文字の小文字のアルファベットを用います（APA p.216）。
- 確率注は *p* 値の範囲と表中のアステリスクとの対応を示します（APA p.216）。（☞ 例外 165）

174 基本 表のタイトルは、内容を適切に示すものにしましょう。

- すべての表にタイトルをつけます（APA p.212）。
- 表のタイトルは表の上に配置します。
- 望ましいタイトルは、表の内容を簡単に推測できる、簡潔かつ明瞭なものです。
- タイトルの中で、表中に使用される略語の説明をすることもできます。

> 例） 表 3　職位別に見た看護師の Moral Strength（MS）と Interpersonal Stress Event（ISE）との関係

175 基本 表の見出しは横ではなく、下の項目を説明するものです。

- 表の見出しは、その下の項目（縦列）を説明するものです（APA p.213）。
- 見出しには、いちばん左側の列項目を説明するスタブ見出しと、2 列目以降のデータを説明する列見出しがあります。語句の重複を避けるために見出しを積み重ねて列スパナをつけることもあります。（☞ 基本 172）
- 列見出しには *M*（平均値）、*SD*（標準偏差）、χ^2（カイ 2 乗値）などの統計量は説明なしに用いることができます。説明が必要な略語に関しては、表注やタイトルで記述します。

176 基本 縦罫線は使用せず、必要最小限の横罫線を使用しましょう。

- 表の明快さを保つために、縦罫線は極力避け、必要最小限の横罫線を使用して表を作成します。
- 原則として、表の上下、列見出しと表本体の間、列スパナと列見出しの間に横罫線を引きます。
- 列と列の間には適当な空白を設けることで縦罫線の代わりになります。

177
基本

他の図表とデータが重複しないように工夫しましょう。

● 異なる表に同じデータが繰り返し現れるのは望ましいことではありません。同じ表の中でまとめて表示できないかを検討しましょう。

● 表においても、同じ概念を表す用語は統一して記述しましょう。たとえば、ある表で「反応時間」という語を使用し、別の表で同じ意味を表すのに「応答時間」という用語を使用することはできません。

178
原則

以下は、表を作成する際のチェックリストです（ APA p.220）。

☐ その表は必要か

☐ すべての表に表番号がつけられているか

☐ 提示した表のすべてが本文中で言及されているか

☐ 比較可能な表は、すべて一貫性をもって提示されているか

☐ タイトルは簡潔で内容を説明しているか

☐ すべての列に見出しがあるか

☐ すべての略語や太字、特別な記号に説明を加えているか

☐ 注は一般注、特定注、確率注の順序で記載されているか

☐ 縦罫線はすべて除かれているか

☐ 統計的な検定を報告する場合、確率値は正確に明示されているか

☐ 転載する場合に著作権者から許諾を得ているか

図の作成

179
基本

図は論文の理解を深めるために使用されます。

● 作成した図の情報が、本文の理解の向上に寄与しない、もしくは本文や他の図表の繰り返しに過ぎない場合は図を使用するべきではありません（ APA p.236）。

180
基本

グラフだけが図ではありません。

● 表以外のグラフィック情報はすべて図と総称されます。グラフだけでなく、フローチャートや地図、写真、概念図、組織図などのすべてが「図」です。

● 「図」として分類されるものは、それが写真であろうとグラフであろうと、出現順に図 1、図 2……という連番を付して本文で言及します。

● 図による表現方法はさまざまですが、自分が伝えたいことを効果的に伝えられるように作図できるか、その図が最善の伝達手段になっているかを十分検討しましょう。

181
基本

図の基本的な構成要素は、図番号、タイトル、図本体、凡例、図注です。

● 図番号は、図本体の上に左詰めで記載され、図の出現順に図 1、図 2・・・のようにアラビア数字で番号を付けていきます（『APA 論文作成マニュアル』では今回から図表ともに番号、タイトルは図表の上に記載することになりました）。

● タイトルは図番号に続けて 1 文字アキで表示します（『APA 論文作成マニュアル』では図番号の下に 1 行空けて表示となっています APA p.237）。

● 図本体は、グラフや写真など、著者の伝えたい内容を示す、図の実質部分です。

● 凡例は、図本体に使用されているシンボルやグラフの塗り分けなどを説明するもので、図本体の中で示されます。

● 図注は、表注同様、一般注、特定注、確率注の3種類があり、図本体の直下に記述します。

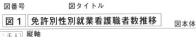

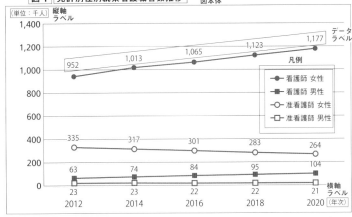

図注 ── 注. 各数値は令和2年衛生行政報告（就業医療関係者）に基づく。また、各暦年の12月31日現在のデータである。

182
基本

図の要素を、読み手がきちんと理解できるように示しましょう。

● 重要な事実だけを記載するようにしましょう。

● 文字や線、ラベルや印は判読しやすい十分な大きさをもつようにデザインしましょう。

● 視覚的に煩雑、あるいは図の目的に必要のない細部は捨象し、合目的的にレイアウトしましょう。

● 視認性を考慮するとフォントはゴシック系がよいでしょう。

● 軸ラベルやデータラベルをきちんと記載します。

● 多くの学会誌はモノクロの原稿が基本となっています。区別すべき項目は、モノクロでも容易に区別がつくようなデザイン上の工夫をしましょう（APA p.239）。

以下は、図を作成する際のチェックリストです（APA p.244）。

- ☐ その図は必要か
- ☐ すべての図に図番号がつけられているか
- ☐ 提示した図のすべてが本文中で言及されているか
- ☐ 図は単純で明快、かつ不必要な細部はないか
- ☐ 図のタイトルは簡潔で図の内容を説明しているか
- ☐ シンボルやグラフの塗り分けなどを説明する凡例は適切に配置されているか
- ☐ 図注が必要な場合、一般注、特定注、確率注の順序で記載されているか
- ☐ 比較可能な図どうしは同じスケールで作図されているか
- ☐ 図のファイルは執筆要項の定めたフォーマットで保存されているか
- ☐ 画像の解像度は印刷に耐えうる高い解像度で作成されているか
- ☐ 転載する場合に著作権者から許諾を得ているか

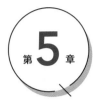

第 5 章

文献の引用

学術上の知識は、長年にわたる多くの研究者による業績の積み重ねです。研究とは、この知識ベースに新たな知識を積み上げる活動なので、多くの場合、それら先人たちの業績と無縁ではいられません。引用は、それら先人たちの仕事を文章中で示す方法論であり、ひいては自分の仕事を明確にする方法論でもあります。この章では、引用の役割や種類について概観したのち、APA方式による文中引用の具体的な表示方法について解説します。

☞『APA論文作成マニュアル』第8章、第10章

引用とは

184
基本

著作物を利用する場合は著作権者の許諾が必要ですが、条件を満たせば「引用」できます（基本 38〜42 参照）。

- 著作物は著作権で守られており勝手に利用することはできません。
- ただし、著作権法で「公正な慣行に合致するものであり、かつ、報道、批評、研究その他の引用の目的上正当な範囲内」であれば引用して利用できることが定められています。
- 引用が認められるための条件は、①その著作物が公開されていること、②利用する必然性があること、③引用箇所が明確であること、④自分の著作部分と引用部分との間で主従関係が明確であること、⑤引用が必要最小限であること、⑥出典が明示されていること、の 6 つです。
- APA スタイルでは、本文中での引用表示（上記③）と文末の文献リスト（上記⑥）で引用成立の条件に貢献します。

185
基本

引用は研究文脈を明らかにします。

- 科学的な知識は多くの研究者の長年にわたる成果を示しています。
- あなたの研究に影響を与えた他の研究者を引用することで、読者が研究文脈の中であなたの貢献を理解できるようになります（ APA p.263）。

186
基本

引用は、論文中で自分の仕事を区別するために行います。

- 引用を適切に行うことによって、自分の論文の中で何が自分の仕事なのか、先人たちの積み上げた知識の上にどんな新しい知見を加えたのかを示すことができます。

187
基本

適切な引用を行わないと剽窃になります。

● 他人の著作物の内容を引用表示せずに利用した場合、自分の著作物として認識されるため、剽窃のそしりを免れません（ APA p.264）。

● 公開された論文は同分野の多くの研究者の目に触れることや、近年では剽窃検知ソフトも多数あることから、剽窃はすぐにバレるものです。

● 引用したら、どこが引用箇所なのかを本文中で明示するとともに、文献リストに出典を記載しましょう。

188
基本

直接影響した先行研究が自分の著作の場合も引用します。

● 引用の形をとらないで自分の過去の論文内容を記述することは、それがあたかも今書いている論文における新しい知見であるかのような誤解を読み手に与えてしまいます。過去の論文と現在の論文で同じ知見を「新たな知識」として二重に世の中に出すことは、自己剽窃（ APA p.266）と言い、厳に慎まなければなりません。（☞基本14）

引用のしかた

189
基本

引用には直接引用とパラフレーズ引用とがあります。

- 直接引用とは、引用文献の一部をそのまま引用したものです（APA p.281）。
- 直接引用はかぎ括弧「 」で括って表示する、もしくは引用部分全体をインデントして表示します（これをブロック引用と言います）。

190
基本

**直接引用は、原典に記載されている文章を
一字一句違わず正確に記述することが重要です。**

- そのためには、PDF 版の論文から直接コピー & ペーストして引用するのも一案です。
- それに対してパラフレーズ引用とは、引用文献の内容を要約して記述したものです。パラフレーズ引用の場合はかぎ括弧やブロック引用は必要ありません。

191
基本

パラフレーズ引用では、原典の文章を転記するわけではありませんが、要約によって原典の意味が変わってしまってはいけません。

例）　＜直接引用＞田中ら（2022）は、「看護師（M=3.50）と准看護師（M=3.20）との平均得点に有意差は認められなかった（p=.450）」と報告した。

＜直接引用＞「看護師（M=3.50）と准看護師（M=3.20）との平均得点に有意差は認められなかった（p=.450）」（田中ら, 2022）とされている。

＜パラフレーズ引用＞田中ら（2022）は看護師と准看護師との得点に有意な差は認められなかったと報告している。

＜パラフレーズ引用＞看護師と准看護師との得点に有意な差はなかったという報告（田中ら, 2022）もある。

192
基本

引用は、オリジナル文献から行うことを心がけましょう。

● 原典が絶版もしくは通常の方法では利用できない、論文の著者が読める言語で書かれていないなどのやむをえない場合以外は、オリジナルからの引用を心がけましょう。

193
基本

引用文献は、実際に読んでいることが前提です。

● 引用するということは、すでにその文献を読んでいることが前提となります。

● たとえば、田中が 2022 年に書いた論文の中で、鈴木が 1980 年に書いた論文について言及している箇所を読んだ著者が、自分の論文の中で「鈴木（1980）によれば…」と引用することはできません。

● この場合、実際に鈴木（1980）を読んだ上で鈴木（1980）を引用するか、鈴木（1980）がどうしても入手できない場合は、孫引用であることがわかるような記載をしなければなりません。

194
基本

孫引用（孫引き）は極力行わないようにしましょう。

● 孫引用とは、著者 A が引用している著者 B の著作を、著者 B の著作を読まずして引用することです。

● 古い原典がどうしても手に入らないなど、孫引用を行わざるをえない場合は、次の例のように孫引用であることがわかるような記載をしなければなりません。

> 例）　田中（2022）は、「鈴木（1980）によれば看護職の自己効力感について～である」と述べた上で看護学生の自己効力感との類似点を見出している。

● この例では、田中（2022）が論文の中で言及している鈴木（1980）の研究成果をかぎ括弧で括って直接引用するとともに、田中の研究成果をパラフレーズ引用で示しています。こうした場合、論文の文献リストには田中（2022）のみを挙げ、鈴木（1980）を記載する必要はありません。

195
基本

引用にふさわしい文献か、きちんとクリティークしましょう。

● クリティークとは、文献に書かれていることを鵜呑みにするのではなく、その内容に対し批判的なまなざしを向けて吟味することです。

● ジャーナル（学術誌）に掲載された論文は一定の質が保証されているはずですが、それを正しいものとして引用する際には、引用者もその責任の一端を担うことになります。

● ですので、引用に足る文献かどうか、「学会誌に掲載されているから」ということだけでなく、論文の質をきちんと吟味して判断しましょう。

196
提言

引用文献は入手可能性も考慮しましょう。

● APA方式の考え方に照らせば、自分の仕事以外の知見やアイデアは、すべて引用表示することになります。

● しかし、前述したように、文献リストに収録できるのは読者が入手可能な文献に限られます。

● 入手可能性は論文執筆を行う著者が判断すべきものですが、あまりに入手困難な文献の引用ばかりでは、読者が原典から内容を判断する手段を奪うだけでなく、論文そのものの信頼性にも疑問符がつきかねません。

● 入手困難なケースがありうる文献には、たとえば学位論文、報告書、学会予稿集などがあります。（☞ 提言227）

引用の形式

197
基本

看護系学会で採用している文献引用システムは、
大別して 2 種類あります。

- 看護系のジャーナルで採用されている文献引用システムには、著者年号形式と番号引用形式があります。

198
基本

著者年号形式は、本文中の引用箇所に著者姓と出版年を表示します。

- その代表例として、APA があります。アメリカ心理学会(APA)が採用し、『APA 論文作成マニュアル』に示される引用方法です。
- ハーバードスタイルとも呼ばれます。

199
基本

番号引用形式は、本文中の引用箇所に連番を表示します。

- その代表例として NLM(National Library for Medicine)があります。
- バンクーバースタイルとも呼ばれます。

200
基本

いずれのスタイルであっても、文献リストに表示しなければならない書誌要素に大きな違いはありません。

- 大きな違いは、引用した書誌情報の一部を本文中の引用箇所に記載するか否かにあります。
- APA 方式では、文中の引用箇所で、「誰の、いつの知見なのか」が判別できるようになっています。読み手(その領域の専門家ならなおさら)は論文を読み進めながら理解を深めることができますし、文献を確認するために文献リストとの間を行ったり来たりする手間の軽減につながります。しかし、著者姓と出版年を本文中に記載することで、バンクーバースタイルに比べると本文が若干長くなる傾向にあります。
- バンクーバースタイルでは、引用文献に関して論文中で得られる情報は基本的に連番のみです。より深い理解を得ようとする際は、文献リスト

73

の参照が必須であり、論文を最初から通読する間に、本文と文献リストの間を行ったり来たりしなければなりません。

●特に、同じ文献が複数箇所で引用される場合は、番号よりも著者・出版年のほうが「あの論文か」という、読み手の記憶や理解には有利です。

●以下にハーバードスタイルとバンクーバースタイルの比較表を示します。

表　ハーバードスタイルとバンクーバースタイルの比較

	ハーバードスタイル 著者年号形式	バンクーバースタイル 番号引用形式
代表例	APA	NLM
本文中の 引用例	…と報告されている（前田, 2022）。	…と報告されている[1)]。
文献リストの 記載例	前田樹海. (2022). 看護系論文にふさわしい引用形式とは. ○○学会誌, 3 (1), 15-22.	1) 前田樹海. 看護系論文にふさわしい引用形式とは. ○○学会誌 2022 ; 3 (1) :15-22.
文献リストの 並べ方	著者姓のアルファベット順	連番順（＝本文中での引用文献の出現順）
特長	本文を読むだけで、いつ誰の業績なのかが判別できる。同じ著作からの引用が複数箇所にわたる場合に文献リストが冗長にならない。	出現順に連番を振るので文献リストから本文中の引用箇所を探しやすい。引用文献が多くても本文が冗長になりにくい。

レポートや課題でも、APA 方式の文献引用システムを活用しましょう。

●最大の理由は、わが国の看護系学会のうち最大規模の会員を擁する日本看護科学学会と日本看護研究学会の発行するジャーナルが、いずれもAPA 方式を採用しているからです。

● APA 方式の文献引用システムをマスターすることは、将来これらの看護系学会誌に投稿する際にも役立ちます。

●また、APA 方式に慣れることで、他のスタイルを利用しているジャーナルに投稿する際にも応用がききます。

APA 方式では、著者姓と出版年で、本文の引用箇所と
文献リストを関連付けます。

● APA 方式は、本文中に著者姓と出版年を表示することで引用であることを示すとともに、その著者姓と出版年をキーにして、文末の文献リストの中から該当する文献を探し出せる文献引用システムです。

APA方式による本文中の引用

203
基本

本文中の引用箇所の表示は、著者姓と出版年によって行います。

- APA 方式の文献引用システムでは、本文中の引用箇所を著者姓と出版年によって表示します。表示の方法は大別して 2 通りあります（APA p.272）。（☞ 基本 204，205）
- それがナラティブ引用とカッコ引用です。

204
基本

出典の著者を本文の地の文に使用する場合には、
著者姓の直後に半角カッコで括った出版年を表示します（ナラティブ引用）。

> 例）　前田(2021)は、この病気に罹患した成人男性が経験する症状を 3 つのタイプに分類している。

205
基本

本文で引用文だけを述べる場合は、
半角カッコ内に著者姓と出版年を「（著者姓，出版年）」で示します。
著者姓と出版年の間は半角コンマで区切ります（カッコ引用）。

- 引用表示が文末に来る場合は、句点「。」の前に引用表示を行います（APA p.273）。

> 例）　この病気に罹患した成人男性が経験する症状は 3 つのタイプに分類される(前田，2021)。

- 地の文の構成要素としての引用表示「著者姓(出版年)」(ナラティブ引用)と、カッコ内表示「（著者姓，出版年）」(カッコ引用)を使い分ける規則はありません。多くの場合、どちらの表示方法も利用可能です。

206
基本

引用表示は、引用した内容を正確に示すことができる場所に行います。

● ナラティブ引用・カッコ引用のいずれであっても、引用表示は他の著作による知見を正確に示す位置で使用する必要があります。

● たとえば、知見 A と知見 B を示した著作が別々に存在する場合、それら著作の引用表示は、それぞれの知見との対応関係がわかるようになされなければなりません。

> **誤)** 従来、この病気に罹患した成人男性が経験する症状は 3 つのタイプに分類されることが示されていたが、最近の研究(田中, 2022)ではそれらに加えて 4 つめの症状があることが示されている(鈴木, 2021)。
>
> ←鈴木(2021)による知見が何なのか判然としない。
>
> **正)** 従来、この病気に罹患した成人男性が経験する症状は 3 つのタイプに分類されることが示されていた(鈴木, 2021)が、最近の研究(田中, 2022)では、それに加えて 4 つめの症状があることが示されている。
>
> **正)** 鈴木(2021)は、この病気に罹患した成人男性が経験する症状は 3 つのタイプに分類されることを示したが、田中(2022)は、それらに加えて 4 つめの症状があることも示している。

207
基本

著者姓のみで区別がつかない場合は、フルネームで引用表示します。

● たとえば、2022 年に田中一郎が著した文献と、同じ年に田中次郎が著した文献を同一論文で引用した場合、文中の引用表示はいずれも「(田中, 2022)」となり区別がつかなくなってしまいます。

● このようなケースでは両者を区別するために、文中の引用箇所では「(田中一郎, 2022)」、「田中次郎(2022)によれば…」のように著者名をフルネームで記載します。

208
基本

著者姓と出版年で一意に文献が特定できないときは、添え字で区別します。

● 同一の著者が同じ年に出版した複数の著作物を同じ論文で引用するケースがあります。

● たとえば、田中一郎が 2022 年に出版した 3 本の論文すべてを自分の論文で引用しようとすると、本文中のすべての引用箇所が「(田中, 2022)」となり、3 本のうちのどの論文を指しているのか区別がつきません。

●このような場合は、文中の引用が文献リストのどの論文に対応するのかが明確になるように、出版年のあとに小文字のアルファベット(a，b，c……)を付して区別するようにします(APA p.278)。

> 例) 田中(2022a)は、中国地方の看護職を対象とした調査で上述の仮説が成立することを示した。また、関東地方(田中, 2022b)、近畿地方(田中, 2022c)でも同様の傾向を示すことを報告している。

●この場合の文献リストは以下のようになります。

> 例) 田中一郎. (2022a). 中国地方の看護師の転職に関する研究. ○○学会誌, 36(2), 12-20.
>
> 田中一郎. (2022b). 関東地方の看護師の転職に関する研究. △△学会誌, 2(4), 103-115.
>
> 田中一郎. (2022c). 近畿地方の看護師の転職に関する研究. ▼▼学会誌, 113, 1-10.

209
原則

添え字は、タイトルのアルファベット順に a, b, c……と付けます。

●同一著者・同一年に出版された著作物を区別するために出版年のあとに付される添え字は、その著作物のタイトルのアルファベット順に a から順番に付けることとします。

●基本 208 の例では、タイトルのアルファベット順、すなわち chugoku, kanto, kinki の順に、出版年のあとに a，b，c の添え字があてられています。

210
例外

ただし、シリーズ物の場合は、シリーズの昇順に添え字を付けます。

●同一著者・同一年に出版された著作物のタイトルが「…― 第 1 報」、「…― 第 2 報」のようにシリーズ物である場合は、タイトルのアルファベット順ではなく、シリーズの若い順に並べて出版年に添え字(a，b，c……)を付します。

●たとえば、2022 年に出版された同一タイトルでサブタイトルが「Part One」「Part Two」「Part Three」である 3 つの論文を引用した場合、原則的な並べ方(タイトルのアルファベット順)に従えば「Part One」「Part Three」「Part Two」の順となりますが、シリーズものなので「Part One」「Part Two」「Part Three」の順に(2022a)、(2022b)、(2022c)となります。

同一段落で同じ文献をナラティブ引用する場合は出版年を省略できます。

● 通常の場合、すべての引用箇所で著者姓と出版年を表示しますが、同一段落内で同一文献をナラティブ引用する場合は出版年を省略できます（[APA] p.276）。

> 例）田中(2022)は、…と報告している。さらに田中は、…であると主張している。

**2名の共著の場合は、すべての引用箇所に
2名の著者姓を表記します。**

● 引用した文献が2名の著者による著作物の場合は、その文献が出現するたびに、常に両方の著者姓を表記します。

● 著者名が和文の場合は著者姓の間を半角コンマ「, 」でつなぎます。

> 例）江藤, 前田(2022)は、この病気に罹患した高齢男性が経験する症状を3つのタイプに分類している。江藤, 前田はさらに、…

> 例）この病気に罹患した高齢男性が経験する症状を3つのタイプに分類している(江藤, 前田, 2022)。江藤, 前田はさらに、…

● 著者名が欧文の場合は著者姓の間を「and」(カッコ引用の場合はアンパサンド「&」)でつなぎます。

> 例）Eto and Maeda(2022)は、…

> 例）…分類している(Eto & Maeda, 2022)。

共著者が3名以上の場合は、筆頭著者姓+ら とします。

● 引用した著作物が3名以上の共著である場合は、初出、再引用にかかわらず、筆頭著者姓のみに「ら」を付して出版年とともに表記します（[APA] p.276）。

> 例）田中ら(2022)の報告によると、…

> 例）…と報告されている(田中ら, 2022)。

● 欧文著者姓の場合は筆頭著者に et al. を付します。et al. は「and others（およびその他の者たち）」を表すラテン語の略語です。

> 例）Tanaka et al.(2022)は、この病気に罹患した高齢男性が経験する症状を3つのタイプに分類している。Tanaka et al. はさらに、…

214
例外

ただし筆頭著者姓+らで他の引用と区別がつかなくなる場合は、判別可能になるまで共著者を列挙します。

● ある文献を引用するのに、ルールに従って筆頭著者姓＋らで表記することで、同じ年に出版された別の引用文献と区別がつかなくなる場合には、区別がつくまで著者姓を列挙し最後に「ら」と表示します（APA pp.277-278）。

● たとえば、田中、佐藤、鈴木、斉藤、小林、髙橋による2022年の文献と、同じく2022年に出版された田中、佐藤、斉藤、小林、鈴木、髙橋による文献を同じ論文で引用する際には次のようになります。

> 例）　田中, 佐藤, 鈴木ら(2022)によれば…と報告されている。また、田中, 佐藤, 斉藤ら(2022)の調査も…を支持している。

215
提言

和文献の場合は2名以上の共著である場合、筆頭著者姓+らでもよいかもしれません。

● 『APA論文作成マニュアル』で3名以上の共著の場合、筆頭著者姓＋et al. で表示するというルールは、et al. が and others、つまり複数形であることに起因しています。

● したがって、和文献の文中引用において、複数形という含意のない「ら」で省略する場合、省略される著者は1名以上でよいことになります。

● 2名の共著者による和文献の文中引用は筆頭著者姓＋らでよいと考えます。

216
原則

団体や組織が著者の場合は、原典に記載されている名称を略さず表示します。

● 著者が団体や組織等である場合は著者名が長くなりがちですが、長い著者名でも省略せずに記載するのが原則です。

● APA方式は、本文中の著者名と出版年で文末の文献リストを特定するため、本文中の引用で著者名を略称にしてしまうと文献リストから文献を探すことができなくなってしまうからです。

> 誤）　（都老研, 2016）
> 誤）　（老人研, 2016）
> 正）　（東京都老人総合研究所, 2016）

2 回目以降の引用箇所では、略称を使用できる場合もあります。

●初出の際の引用表示において著者名を略さず記載する点は変わりませんが、2 回目以降の引用箇所で略称を使用することができるのは、①正式名称が長く、毎回表示すると冗長になる場合、②多くの人に知られており文献リストで容易に探すことができる場合、③略称から正式名称が容易に理解できる場合、です（ APA p.279）。

> 例） 初出の引用表示：（中央教育審議会教育振興基本計画部会, 2022）
> 2 回目以降の引用表示：（中央教育審議会, 2022）

> 例） 初出の引用表示：（厚生労働省情報セキュリティ委員会, 2022）
> 2 回目以降の引用表示：（厚生労働省, 2022）

●①の場合は、初出の引用箇所で著者名の正式名称と略称との対応がわかるように配慮しましょう。

> 例） 初出の引用表示：（National Institute of Mental Health [NIMH], 2013）もしくは National Institute of Mental Health（NIMH, 2013）
> 2 回目以降の引用表示：（NIMH, 2003）もしくは NIMH（2013）

●略称を用いることで他の引用文献と区別がつかなくなってしまう場合には、区別がつくような配慮をするか、正式名称で表示します。

> 初出の引用表示：
> 例） （医道審議会保健師助産師看護師分科会保健師助産師看護師国家試験制度改善検討部会, 2021；医道審議会歯科医師分科会歯科医師国家試験制度改善検討部会, 2021）

> 2 回目以降の引用表示：
> 誤） 医道審議会（2021）は、…
> 正） 医道審議会保健師助産師看護師分科会（2021）は、…

著者のない著作の引用表示は、タイトルを著者名として表示します。

●署名のない新聞記事など著者表記のない記事を引用する際の引用表示は、タイトル（もしくはタイトル冒頭のフレーズ）を著者名として取り扱います（ APA p.275）。

> 例） 文中の引用表示：（看護師を目指す高校生たち, 2022）
> 文献リストの表示：
> 看護師を目指す高校生たち　実習を前に戴帽式.（2022, 10 月 6 日）. NHK NEWS WEB 香川 NEWS WEB. http://bit.ly/3Jm1dPq

219
基本

**異なる著者の文献を同一箇所でカッコ引用する際は、
セミコロンで区切って、筆頭著者のアルファベット順に並べます。**

●同一箇所で複数の著作をカッコ内で引用表示する場合には、それらの文献を筆頭著者のアルファベット順に並べ、セミコロン「；」で区切って表示します（ APA pp.273-274）。

●たとえば、同一箇所で 2021 年の前田の著作と 2022 年の江藤の著作を引用する場合は、（江藤，2022；前田，2021）のように記載します。

> 例）この病気に罹患した成人男性が経験する症状のタイプ分けを試みた研究（江藤，2022；前田，2021）には、患者の主訴以外に看護師の語りをデータとして採用しているというデザイン上の共通点がある。

●ナラティブ引用の場合は、文献を並べる順番に特に規則はありません。

> 例）前田（2021）および江藤（2022）は、この病気に罹患した成人男性が経験する症状のタイプ分けを行うに際し、患者の主訴以外に看護師の語りをデータとして採用しているというデザイン上の共通点がある。

220
基本

**同一著者による出版年の異なる文献を同一箇所で引用する場合は、
年号の昇順にコンマで区切って列挙します。**

●著者が同じで出版年の異なる複数の著作を同一箇所で引用する際には、著者名は繰り返さず、出版年のみを昇順にコンマで区切って列挙します（ APA p.274）。

●たとえば、2001 年、2005 年、2011 年に著された田中による 3 つの論文を同一箇所で引用する場合の表記方法は、「田中（2001，2005，2011）」もしくは「（田中，2001，2005，2011）」となります。

●（田中，2001；田中，2005；田中 2011）とならないことに注意しましょう。

221
基本

書籍等の一部を引用する際は、ページ番号を表示しましょう。

●書籍全体のパラフレーズ引用であれば必要ありませんが、書籍の一部を引用する際には、該当する引用箇所を読者が容易に特定できるように、ページ番号や章番号等の情報を示します（ APA p.274）。

●引用箇所の表示の際には、年号のあとにコンマ（,）で区切って「p. ページ番号」（単一ページの場合）、「pp. 開始ページ番号-終了ページ番号」（引用箇所が複数のページにわたる場合）、「第○章」（○章からの引用の場合）

のように記載します。

● ブロック引用の場合は、ページ番号等を引用文の直後にカッコで括って表示します（ APA p.283）。

例） カッコ引用：

（鈴木, 2021, p.123）

（鈴木, 2021, pp.123-124）

（鈴木, 2021, 第2章）

例） ナラティブ引用：

鈴木(2021, p.123)は、…

例） ブロック引用：

鈴木(2021)は次のように述べている。

　論文執筆における引用スタイルの方法はさまざまあるが、自然科学系の論文においては…ということが一般に知られている。（pp.123-124）

● ページ番号のない電子版の著作から部分引用する場合には、段落番号で引用箇所を特定します。

例） カッコ引用：

（鈴木, 2021, 第2段落）

例） ナラティブ引用：

鈴木(2021, 第2段落)は、…

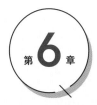

第6章

文献リスト

本文中で引用した文献は、その出典を論文の最後に文献リストとして明示しなければなりません。この章では、論文の読者が間違いなく当該引用文献を探せるかということを主眼に、必要な書誌情報ならびに書誌情報を表示するための形式について述べます。あわせて、看護系論文で引用することの多いさまざまな種類の引用文献について、文献リストでの記載方法の具体例を示しました。

☞『APA論文作成マニュアル』第9章、第10章

文献リストとは

222
基本

文献リストとは、読者が引用文献を特定するための書誌情報です。

- 論文の末尾に提示する文献リストは、文中で引用された文献を読者が確認しようと思ったときに、検索して参照するのに役立つ、適切な書誌情報を記載するものです。

- 文献データベースを索引化したり、被引用文献数を電子的に集計したりする際の元データとしても利用されます。そのため、文献リストには正確性と一貫性が求められます。

- 「文献」と言うと、印刷された文書の一覧表を思い浮かべがちですが、引用の対象となる著作物は、印刷された書物だけとは限りません。

- 文献リストは、本文の最後に「文献」という見出しをつけて記載します。

223
基本

文献リストは正確に記載しましょう。

- 上述した理由から、文献リストは正確性と書式の一貫性が求められます。

- 正確な文献リストを作成するための最も確実な方法は、原典と一字一句突き合わせながら書誌情報を記載していくことです。

- 正確に記載された文献リストは、「慎重な研究者および著者としてのあなたの信頼性を確立する」ことにもなります（ APA p.299）。

224
基本

文献リストには、実際に本文中で引用した文献のみを記載します。

- 文献リストには、実際に本文中で引用した文献のみを一覧にします。実際の引用を伴わない、いわゆる参考文献は含みません。（☞原則 100）

- 本文中の引用表示と論文末の文献リストの項目との間には、完全な対応関係が求められます。本文中に引用表示をしているのに文献リストに記

載がない（パーソナルコミュニケーションの場合は除く☞提言226）、逆に文献リストに記載があるのに本文中に引用箇所の表示がない、ということは避けなければなりません。

●『APA論文作成マニュアル』では、引用文献リストには「論文のアイデア、主張、内容を具体的にサポートする著作物」を、参考文献リストには「背景やさらなる読み物として著作物を紹介し、説明的な注釈を含む」とされています（APA p.295）。

225
原則

文献リストには、入手可能な文献のみを記載します。

●文献リストは、実際に読者が引用文献を探す際の拠り所となる書誌情報を記載するものです。

●論文の著者との間に交された手紙やメモなどのパーソナルコミュニケーション、非公式もしくは非公開の電子メールや電子掲示板でのやりとり、私家版などの流通範囲の限られた文献など、読者がアクセスすることのできない出典を記載することはできません。

226
提言

パーソナルコミュニケーションを引用する際は、本文中のみで引用するにとどめ、文献リストには記載しないこととします。

●書式は「著者氏名（パーソナルコミュニケーション，年月日）」もしくは「（著者氏名，パーソナルコミュニケーション，年月日）」とします（APA p.270）。

●著者氏名は、他との混同を避けるため、フルネーム（外国人の場合は名のイニシャル．姓のフルネーム）で表示することとします。

　例）　本文中の記載（文献リストには記載しない）
　　　　電子メールを通じた筆者とのやり取りの中で、前田樹海（パーソナルコミュニケーション，2012年10月3日）は「…」と述べている。

　例）　外国語によるパーソナルコミュニケーションの場合
　　　　電子メールを通じた筆者とのやり取りの中で、P. Benner（personal communication, October 3, 2012）は「…」と述べている。

●わが国の著作権法では公開されていない著作物は引用の条件を満たしません。したがって、パーソナルコミュニケーションの内容を論文中で使用する際には必ず相手の許諾を得ましょう。

227
提言

入手困難な文献は、脚注で紹介します。

●入手困難、もしくは非常に限られた範囲でしか流通していない文献を引用した際には、書誌情報を脚注で紹介します。(☞基本 101)

> 例)　未発表の修士論文の脚注表示
> 看護研二郎. (2022). ○○に関する研究[未発表の修士論文]. ○○大学院.

228
基本

書誌情報は著者、日付、タイトル、出典の 4 つの要素からなります。

●文献リストに記載すべき書誌情報は、書籍やジャーナル(学術誌)掲載の論文など出典の種類によらず、基本的に「著者」「日付」「タイトル」「出典」の 4 つの要素を記載します(APA p.297)。

●「著者」は「この作品の責任者は誰か?」、「日付」は「この作品はいつ出版されたか?」、「タイトル」は「この作品は何と呼ばれているか?」、「出典」は「この作品はどこで入手できるか?」の、質問の答えにそれぞれ相当します(APA p.297)。

●これら 4 つの要素は「著者」「日付」「タイトル」「出典」の順に記載し、それぞれの要素は半角ピリオド(.)で終えます(APA p.298)。

●日付はカッコで括ります。

●基本的な書式は著者. (日付). タイトル. 出典. となります。

> 例)　前田樹海, 江藤裕之. (2022). ここが変わった！　先出し『APA 論文作成マニュアル』原書第 7 版　改訂のポイント(第 4 回)フォーマットの多様化と DOI 表記, 図表の表記の変化. 看護研究, 55(5), 504-508.

●上記の例では「著者」＝前田樹海と江藤裕之、「日付」＝2022 年、「タイトル」＝先出し『APA 論文作成マニュアル』原書第 7 版　改訂のポイント(第 4 回)フォーマットの多様化と DOI 表記, 図表の表記の変化、「出典」＝看護研究, 55(5), 504-508 であり、それぞれの要素をピリオドで終えています。

229
基本

文献リストは、ぶら下げインデントで記載します。

●文献リストに記載する文献は、出典ごとにぶら下げインデント(1 行目は通常の開始位置、2 行目以降は全角 1～2 文字程度の字下げをした書式)で記載します(APA p.319)。

●ぶら下げインデントを行うことによって、個々の文献を区別するための視認性が向上します。

●ぶら下げインデントは 2 行目以降でスペース(空白)を挿入して字送りするのではなく、ワープロソフトのインデント機能を用いて行います。出版社が論文のテキストデータから印刷用の版下を作る際に、書誌情報の途中に余計な空白が入ることを避けるためです。

文献リストの項目の並べ方

230
基本　**文献リストは、筆頭著者姓のアルファベット順に並べます。**

- 和文献を著者姓のアルファベット順に並べるのは納得がいかないかもしれません。しかし、引用文献は必ずしも日本人によるものだけとは限りません。

- たとえば 50 音順に並べることにした場合、Jack London を「ロンドン」と表記するか、原音に近い「ランドン」と表記するかで「蓮舫(れんほう)」の著作物の前に来るか後に来るかが変わります。また、Henry は英語発音では「ヘンリー」でも、フランス語発音では「アンリ」といった具合に、「音」を基準にすると同じ綴りなのに文献リストの出現箇所が異なるという不具合が生じます。

- 逆に、日本語の名前は確実にローマ字で表現できます。日本語の論文でも、英文抄録とともに著者名のアルファベットを記載しているものも少なくありません。

- 文献リストは、著者の名前の表記が日本語であろうとアルファベットであろうと、著者の姓のアルファベット順に並べることとします。アルファベット順とは、英語辞書の単語の並べ方と同じです(APA p.319)。

  > 例)　星飛雄馬. (2012). …
  > 　　　保科正之. (2011). …
  > 　　　ほしのあき. (2010). …

- 上記の例では、それぞれの姓の表記は「Hoshi」「Hoshina」「Hoshino」となります。Hoshina と Hoshino では最初の 6 文字は共通なので、最後の文字の a と o を比較し、a が o よりも先に来る文字なので Hoshina が Hoshino よりも前におかれます。他の著者名に比べて短い Hoshi は、他の著者名よりも前におかれます。

231 基本 日本語の著者姓をアルファベット順に並べる際には ヘボン式に従いましょう。

● 日本語の論文で、著者自身がローマ字表記を併記しているものは、その表記に従いましょう。

● 著者のローマ字表記が不明なものは、ヘボン式（Hepburn System）表記法によるローマ字名で並べましょう。

● ヘボン式表記法を使用する理由は、パスポート取得の際にローマ字で氏名を記載する際の原則とされている表記法であり（旅券法施行規則第5条第4項）、アルファベット表記の氏名として国際的に流通することを前提とした表記法といえるからです。

232 基本 ローマ字が同姓の場合は、ローマ字の名を基準に並べます。

● ヘボン式表記で著者姓がまったく同一になってしまう場合には、著者の名で並べます。

> 例）　愛川欽也. (2012). …
> 　　　相川七瀬. (2011). …
> 　　　哀川翔. (2010). …

● 上記の例では、ヘボン式ローマ字表記ではいずれも姓は Aikawa となり、文献リストの掲載順序を決められないので、名前の Kinya、Nanase、Sho を基準にアルファベット順に並べています。

233 基本 同一の筆頭著者による複数の文献は、単著を共著の前におきます。

● たとえば「著者 A の作品」と「著者 A と著者 B の共著による作品」の2つの著作を引用した場合、文献リストの並び順は出版年にかかわらず、単著作品を共著作品の前におきます（ APA p.321）。

● 筆頭著者の姓名で順序づけができなければ、第2著者の姓名でアルファベット順に並べます。短いものは、それより長いものより前におきます。

● したがって、共著文献を並べる場合も、筆頭著者から順番に比較して順序を判定すればよい、ということになります。

> 例）　内山田洋. (2012). …
> 　　　内山田洋, 前川清. (2006). …
> 　　　内山田洋, 前川清, 宮本悦朗. (2005). …

■ 　内山田洋, 前川清, 森本繁. (2004). …

● 上記の例では、最初の文献と 2 番目の文献は筆頭著者が同一なので、第 2 著者どうしの比較になりますが、最初の文献は単著なので、共著である 2 番目の文献よりも前におきます。2 番目の文献と 3 番目の文献も、2 名による共著のほうが、同じ筆頭著者と第 2 著者をもつ 3 名による共著よりも著者数が少ないので、前におかれることになります。3 番目と 4 番目の文献は、最初の 2 名は共通ですが第 3 著者が異なるので、第 3 著者のアルファベット順に並べることになります。

234 基本　同一の（共）著者による複数の文献は、出版年の昇順に並べます。

● 単著、共著にかかわらず、著者の人数と順序が同じ文献は出版年の古いものから順番に並べます（ APA pp.320-321）。

　　例）　内山田洋. (2011). …
　　　　　内山田洋. (2012). …
　　　　　内山田洋, 前川清. (2004). …
　　　　　内山田洋, 前川清. (2006). …

● 上記の例では、内山田洋による 2011 年の作品のほうが 2012 年の作品よりも古いので前におきます。内山田洋と前川清による 2004 年の作品のほうが 2006 年の作品よりも古いので前におきます。

235 原則　同一著者、同一出版年の複数の文献はタイトルの アルファベット順に並べます。

● 同じ年に出版された共著者とその並び順が同一の複数の文献を引用した場合、文献リストの記載はタイトルのアルファベット順となります（ APA p.321）。

● それだけでは著者年号システムによる本文中の引用表示と文献リストとの対応が不明確になるので、出版年の直後にアルファベット小文字で a から順番に添え字を付し、本文中の引用が文献リストのどの文献に該当するのかがわかるようにします。（ 原則 209）

　　例）　本文中の引用表示
　　　　　沢田(2012a, 2012b)によれば、…

　　例）　文献リストの表記
　　　　　沢田研二. (2012a). 看護師のストレス対処方法とその特徴. …
　　　　　沢田研二. (2012b). 臨床検査技師のストレス対処方法とその特徴. …

著者の表示

236
原則

著者の日本語表記はフルネームで全員記載し、ピリオドで終えます。

● 出典に記載されている全員の姓名をフルネームで記載します。

● 姓と名の間にスペースは入れません。

● 出典が共著の場合は、著者と著者の間を半角コンマ「, 」で区切ります。

● 半角ピリオド「. 」で著者要素を終えます。

> 例） 江藤裕之.

> 例） 江藤裕之, 前田樹海.

● 出典においてアルファベット表記された著者の場合は「ファミリーネーム（Surname），ファーストネーム（Given name）のイニシャル. ミドルネーム（あれば）のイニシャル.」とします。イニシャルとイニシャルの間には半角スペースを入れます（APA p.300）。

> 例） Eto, H.

> 例） Eto, H., & Maeda, J.

> 例） Davis, A. J.

237
例外

著者が 21 名以上の場合は、最初の 19 名を列挙し省略記号 ... とともに、最終著者を記載します。

● 大きな共同研究の成果を報告した論文では、数多くの研究者が共著者として名を連ねていることも珍しくありません。

● 21 名以上の共著作品は最初の 19 名（つまり、筆頭著者から第 19 著者まで）を列挙し、コンマに続けて省略記号（ピリオドと半角スペースを 3 回繰り返したもの）のあとに、最終著者を入れることにします。

● たとえば、東めぐみ、近藤ふさえ、横山悦子、小長谷百絵、小平京子、岡美智代、太田美帆、河口てる子、下村裕子、大澤栄美、井上智恵、大池美也子、小林貴子、林優子、安酸史子、伊波早苗、長谷川直人、滝口成美、伊藤ひろみ、小田和美、恩幣宏美、道面千恵子、下田ゆかりの 23 名の著者による論文を引用する場合の著者の記載方法は次のようになります。

例）　東めぐみ, 近藤ふさえ, 横山悦子, 小長谷百絵, 小平京子, 岡美智代, 太田
　　　美帆, 河口てる子, 下村裕子, 大澤栄美, 井上智恵, 大池美也子, 小林貴
　　　子, 林優子, 安酸史子, 伊波早苗, 長谷川直人, 滝口成美, 伊藤ひろみ,
　　　. . . 下田ゆかり.

238 基本 著者が団体の場合は、原典に記載されている名称を フルネームで記載します。

●著者が組織や機関もしくは団体等の場合、文献リストに記載する著者名
は省略せずオリジナルを忠実に再現するものとします（APA p.302）。(☞
原則 216)

239 基本 著者名のない出典の場合は、著者位置にタイトルを記載します。

●署名のない新聞記事やニューズレター記事などの著者表記のない記事を
引用する場合、タイトル（もしくはタイトル冒頭のフレーズ）を著者名の
位置に記載します（APA p.303）。(☞基本 218)

例）　文献リストの表示
海外の研究倫理審査事情. (2011, 4 月). 日本看護倫理学会 News Let-
ter, 3, 2. https://www.jnea.net/wp-content/uploads/2022/09/
vol.3.pdf

例）　本文中の表示
海外の研究倫理審査事情(2011)では……
……（海外の研究倫理審査事情, 2011）

240 基本 編集本全体を引用した場合は、著者位置に編者名を記載します。

●編集された書籍を文献リストに記載する際は、著者名の位置に編者の名
前を記載し、最後の編者の氏名に続けてカッコで括って（編）と表示しま
す（APA p.310）。(☞記載例 271)

●監修の場合は(監)と表示します。

●監訳の場合は(監訳)と表示します。

241
基本

編集本全体を引用した場合の書式は、
　編者名（編）.（出版年）. 書籍名. 発行元.

> 例）　編集本全体を引用した場合の基本書式
> 太田勝正，前田樹海（編）.（2023）. エッセンシャル看護情報学 2023 年
> 版. 医歯薬出版.

●書籍全体のパラフレーズ引用というのはまれなはずです。このような引
用表記は、当該書籍からの引用が論文中の複数箇所にわたる際に、一意
に引用ページを表示できない場合に用います。（☞ 記載例 271）

●このような場合、論文中の各引用箇所において、引用したページ数の表
示を行うことが必須です。

●論文中での引用箇所が 1 箇所の場合は、文献リストの記載事項の中に
ページ数を表示するのが基本となります。（☞ 基本 221，記載例 270）

242
基本

編集本の章を引用した場合の基本的な書式は、
　章の著者名.（出版年）. 章のタイトル. 編者名（編），書籍名（pp.
　章の開始ページ–章の終了ページ）. 発行元.

> 例）　章を引用した場合の基本的な書式
> 前田樹海.（2023）. 第 2 章コンピュータリテラシーと情報リテラシー.
> 太田勝正，前田樹海（編），エッセンシャル看護情報学 2023 年版
> （pp.16–47）. 医歯薬出版.

●編者が明示されていない編集本の場合には、編者名は書かず書籍のタイ
トルを記載します。（☞ 記載例 273）

日付の表示

243
基本

出版年は、出版された西暦年をカッコで括って表示し、ピリオドで終えます。

● 日付位置に記載する出版年は、著作権ページにある暦年が基本です。出版年は著作権ページできちんと確認しましょう。

● 紀要等で表紙やランニングヘッドに印刷された年度表示の年号と、実際に出版された暦年が異なるものがあります。文献リストに記載する日付は著作権ページの暦年が基準となりますのでご注意ください。

244
基本

書籍の出版年は、引用した版の第1刷の発行年を記載します。

● よく売れている書籍の場合、著作権ページに第1刷のほかに増刷した年月日が記載されています。これは在庫がなくなったので増刷したという表示です。

● 版の更新(たとえば「第2版」や「増補版」「改訂版」など)は内容の変更を伴います。

● 刷の更新(たとえば「第2刷」や「重刷」)は、原則として第1刷と同内容の増刷です。自分の引用した本が「2022年X月Y日 第2版第5刷」だったとしても、日付に記載する出版年は第2版第1刷の発行年とします。

● 書籍からの引用の際には著作権ページを確認することが大事です。(☞基本250)

245
基本

翻訳書の場合は、原書出版年とともに、翻訳書出版年を併記します。

● 「引用はオリジナルから行う」ことが前提であるため、翻訳書からの引用はできるだけ避けるというのが基本スタンスです。

● しかし、読めない言語で原書が書かれている、原書が入手困難、もしくは訳文そのものを引用客体としたい場合などには、翻訳書を引用する

ケースも多々あります。

●翻訳書を引用した際は、それが翻訳書であることがわかるように、原書出版年と翻訳書出版年を半角スラッシュ「/」で区切って表示します。

246
提言

翻訳本から引用する場合の書式は、
**　原著者名.（原書出版年/翻訳書出版年）. 翻訳者名（訳）, 翻訳書名**
**　（pp. 開始ページ-終了ページ）. 発行元.**

●著作権ページに原著者名が日本語で記載されているときにはそれに従います。

●本文中の引用表示は原著者名（原書出版年/翻訳書出版年）もしくは、（原著者名, 原書出版年/翻訳書出版年）とします。

　例）　翻訳書の文献リスト記載例
　　　アメリカ心理学会［APA］.（2019/2023）. 前田樹海, 江藤裕之（訳）, APA論文作成マニュアル（第3版）（pp.192-193）. 医学書院.

　例）　本文中の記載例（初出）
　　　アメリカ心理学会［APA］（2019/2023）
　　　（アメリカ心理学会［APA］, 2019/2023）

　例）　本文中の記載例（2回目以降）
　　　APA（2019/2023）
　　　（APA, 2019/2023）

247
基本

新聞の場合は、発行年と月日をコンマで区切って記載します。

●月刊誌やジャーナル（学術誌）などの定期刊行物は巻（号）を記載すれば、ほとんどの場合めざす雑誌を特定することができます。しかし、新聞や週刊誌のように発行頻度の多い定期刊行物は、出典を探し出すのに発行年だけでは情報不足となる場合があります。

●新聞等の場合には、発行年に続けて発行月、ないし発行月日を記載することにします（ APA p.335）。

　例）　新聞からの引用の文献リスト記載例
　　　生活習慣病 血中に「指標」 県立大とSBS健康増進センター.（2012, 7月3日）. 静岡新聞, p.25.

●上記の例では、新聞記事の著者が不明なので、著者位置に記事のタイトルを配置しています。日付位置には西暦年号にコンマを続けて新聞の発行日を表示しています。タイトルを著者位置にもってきたため、通常のタイトル位置の記載は省略し、出典要素を表示しています。（ 基本239）

248
基本

未刊行の論文で「採択済み」の場合は、
日付位置に（印刷中）と記載します。

● 投稿後まだ出版されていない論文から引用した場合には、採択済みの論文に限って、日付位置に（印刷中）と表示して書誌情報を文献リストに記載します（ APA p.333）。

> 例） 「採択済み」の未刊行論文の文献リスト記載例
> 前田樹海.（印刷中）. 看護学研究分野における○○に関する研究. △△学会誌. 1(1).

● 「印刷中」表示をした場合、たとえ校正刷りにページ番号が記されていたとしても、最終的な確定ページとは限らないため、開始ページおよび終了ページの表示は行いません。

● 採択が決定されていても掲載号が確定していない論文からの引用は、ページ表示はもちろん、巻号表示も行いません。

> 例） 掲載号が未確定の「採択済み」の論文の文献リスト記載例
> 前田樹海.（印刷中）. 看護学研究分野における○○に関する研究. △△学会誌.

249
基本

利用できる日付がない著作物は（n.d.）と表示します。

● ウェブページのコンテンツやパンフレット類など、公表時期が不明な資料を引用する際には日付位置に（n.d.）と表示します（ APA p.305）。（☞記載例 283）

● n.d. とは no date の略です。

> 例） 経済産業省が発行している子ども向けパンフレット
> 経済産業省.（n.d.）. 教えて！経済産業省のしごと 社会の秘密を探しに行こう！. https://www.meti.go.jp/publication/data/meti_pamphlet/pdf/kid_pamphlet.pdf

> 例） 本文中の引用表示は次のようになります。
> 経済産業省（n.d.）は、子ども向けのパンフレットの中で、介護ロボット開発や遠隔医療の基盤構築など、医療や介護分野における経済産業省の関与に言及している。

> 例） カッコ内表示の場合は次のようになります。
> 子ども向けのパンフレットにも、医療や介護と経済産業省とのかかわりの例として、介護ロボット開発や遠隔医療における基盤構築が挙げられている（経済産業省, n.d.）。

250
基本
書誌情報を得るには著作権ページを参照しましょう。

●著作権ページは書籍の最初もしくは最後に表示されています。

●『APA 論文作成マニュアル』(第 3 版)の著作権ページは次のようになっています。

© Copyright 2023 by Igaku-Shoin Ltd., Tokyo
This Work was originally published in English under the title of ❶ Publication Manual of the American Psychological Association, Seventh Edition as a publication of ❷ the American Psychological Association in the United States of America. Copyright © ❸ 2019 by the American Psychological Association (APA). The Work has been translated and republished in the Japanese language ❹ by permission of the APA. This translation cannot be republished or reproduced by any third party in any form without express written permission of the APA. No part of this publication may be reproduced or distributed in any form or by any means or stored in any database or retrieval system without prior permission of the APA.

Printed and bound in Japan

❺ | APA 論文作成マニュアル
❻ | 発　行　2004 年 7 月 1 日　第 1 版第 1 刷
　　　❼ 2010 年 10 月 1 日　第 1 版第 6 刷
　　　❽ 2011 年 3 月 1 日　第 2 版第 1 刷
　　　❾ 2021 年 12 月 1 日　第 2 版第 12 刷
　　　❿ 2023 年 2 月 15 日　第 3 版第 1 刷
原著者　アメリカ心理学会 (APA)
著　者　前田樹海　江藤裕之
❶ | 発行者　株式会社　医学書院
　　　　　代表取締役　金原　俊
　　　　　〒113-8719　東京都文京区本郷 1-28-23
　　　　　電話　03-3817-5600 (社内案内)
印刷・製本　アイワード

本書の複製権・翻訳権・上映権・譲渡権・貸与権・公衆送信権(送信可能化権を含む)は株式会社医学書院が保有します.

ISBN978-4-260-04812-5

本書を無断で複製する行為(複写, スキャン, デジタルデータ化など)は, 「私的使用のための複製」など著作権法上の限られた例外を除き禁じられています. 大学, 病院, 診療所, 企業などにおいて, 業務上使用する目的(診療, 研究活動を含む)で上記の行為を行うことは, その使用範囲が内部的であっても, 私的使用には該当せず, 違法です. また私的使用に該当する場合であっても, 代行業者等の第三者に依頼して上記の行為を行うことは違法となります.

JCOPY　〈出版者著作権管理機構　委託出版物〉
本書の無断複製は著作権法上での例外を除き禁じられています. 複製される場合は, そのつど事前に, 出版者著作権管理機構 (電話 03-5244-5088, FAX 03-5244-5089, info@jcopy.or.jp)の許諾を得てください.

❶ 原書タイトル
❷ 原書発行元
❸ 原書発行年
❹ 原著者の承認を得ていることを示しています。
❺ 正式なタイトル。文献リストの「タイトル」にはこのタイトルを記載します。
❻ 初版の発行日です。
❼ 初版が 6 刷まで発行されたことを示しています。
❽ 第 2 版の発行日です。
❾ 第 2 版が 12 刷まで発行されたことを示しています。
❿ 第 3 版の発行日です。文献リストの「出版年」にはこの 1 刷の発行年を記載します。
⓫ 発行元を示しています。「発行所」「発行人」などとなっていることがあります。

●この著作権ページから文献リストの表示をする場合は次のようになります。

アメリカ心理学会［APA］(2019/2023). 前田樹海, 江藤裕之(訳), APA 論文作成マニュアル(第 3 版). 医学書院.

●本文中の引用表記は

初出：アメリカ心理学会［APA］(2019/2023)もしくは（アメリカ心理学会［APA］, 2019/2023).

2 回目以降：APA(2019/2023)もしくは（APA, 2019/2023).

タイトルの表示

251 基本 **タイトルとサブタイトルを正確に記載しピリオドで終えます。**

- ●タイトルは出典を特定する際の重要な情報となります。サブタイトルが付されている場合には、省略せずにサブタイトルまで正確に記載しましょう。

- ●特に書籍のタイトルは、レイアウトによっては表紙から正確なタイトルが判別しづらい場合があります。必ず著作権ページを参照して、正確なタイトルを記載しましょう。

252 基本 **タイトルに版数が含まれる場合は、版数も記載します。**

- ●「第2版」や「改訂版」などの情報は、引用した文献の内容を正確に読者に伝えるために必要不可欠な要素です。正式なタイトルに版数が含まれている場合には、版数まで含めてタイトルを記載しましょう。

- ●タイトルの中に版数が含まれない場合でも、版を重ねている場合には版数を表示します。その際は、タイトルに続けてカッコで括って（第2版）のように記載します。

- ●タイトルに版数が含まれているか否かを確認する最も的確な方法は、引用した書籍の著作権ページを確認することです。

- ●初版の場合、タイトルとして明示されている場合以外は「初版」や「第1版」という表示はしません。

    例） タイトルの中に版数を含まない場合
    Gordon, M. (2000/2007). 野島良子(監訳), 看護診断マニュアル 原著第9版(第4版). へるす出版 .
    この書籍の著作権ページでは「原著第9版」までがタイトルになっています。

    例） タイトルの中に版数を含む場合
    Fawcett, J. (1993/2008). 太田喜久子, 筒井真由美(監訳), フォーセット 看護理論の分析と評価 新訂版. 医学書院.

出典の表示

253
基本 出典とは、「この引用文献はどこで入手できるか?」を示す情報です。

- 出典は著者名、日付、タイトルのほかに引用文献を特定するのに有用な情報で、引用文献の種類によって記載事項は異なります。

- コンピュータネットワークの普及に伴い、PDF ファイルによるオンライン出版も多くみられるようになりました。インターネットで閲覧もしくはダウンロードできる電子媒体も引用文献の対象となりますが、その際の付加情報は従来の出版データに加えて、URL や DOI (Digital Object Identifier)を記載します。

- 以下に、代表的な引用文献の種類と基本的な出典をまとめました。

引用文献の種類に応じた出典要素の記載方法

引用文献の種類	出典
冊子版ジャーナル収載論文 ☞記載例 264, 265	巻 (号), 開始ページ-終了ページ.
オンライン版ジャーナル収載論文 (DOI のないもの) ☞記載例 267	巻 (号), 開始ページ-終了ページ. https://www.xxxxxx
オンライン版ジャーナル収載論文 (DOI のあるもの) ☞記載例 268	巻 (号), 開始ページ-終了ページ. https://doi.org/10.xxxxx/xxxxx
冊子体の書籍全体 ☞記載例 269	発行元.
オンライン版書籍全体 (DOI のないもの)	発行元. https://www.xxxxxx
オンライン版書籍全体 (DOI のあるもの)	発行元. https://doi.org/10.xxxxx/ xxxxx
冊子体編集本の中の一部 ☞記載例 272, 273, 281, 282	編者名 (編), 書籍タイトル (pp. 開始 ページ-終了ページ). 発行元.
オンライン版編集本の中の一部 (DOI のないもの)	編者名 (編), 書籍タイトル (pp. 開始 ページ-終了ページ). 発行元. https:// www.xxxxxx
オンライン版編集本の中の一部 (DOI のあるもの)	編者名 (編), 書籍タイトル (pp. 開始 ページ-終了ページ). 発行元. https:// doi.org/10.xxxxxx/xxxxxx

●最も引用頻度が高い、ジャーナル掲載論文は特別で、発行元の表示は慣行上行いません（[APA] p.308）。また、ページ番号の表示も、pp. を使わずに数字とハイフンだけで表示することになっています。

254
原則

ジャーナル名は省略せずに正式名称を記載します。

●ジャーナルが定める略称や医中誌略誌名（英文誌では Index Medicus）などでジャーナルの略称が提示されている場合があります。しかし、必ずしも略称が存在するとは限らないこと、和文誌の場合はそれほど冗長な名称をもつものは多くないことなどを考慮し、引用文献が収載されているジャーナル名は略称を用いずに正式名称で記載します。

●英文誌の場合も省略形は用いずに正式名称で記載します（[APA] p.309）。

誤）　日看科会誌（医中誌略誌名）

正）　日本看護科学会誌

誤）　日公衛誌（医中誌略誌名）

誤）　日本公衛誌（日本公衆衛生学会が定める略誌名）

正）　日本公衆衛生雑誌

255
提言

ジャーナル名や書籍タイトルは、イタリックにしないことにします。

● APA 方式の文献リスト作成のルールでは、ジャーナル名と巻番号もしくは書籍のタイトルはイタリック（斜字体）にすることになっています。

●しかし、日本語にイタリック体はなじまない点、ほとんどの場合、出典のタイトルとジャーナル名との区別はつく点などを考慮し、日本語論文を書く際の文献リストの記載事項はすべて標準書体で示しても問題はないと考えます。

●同様に、日本語論文の文献リストにおける英語論文のジャーナル名等もイタリックにしなくてもよいのではないでしょうか。

256
基本

巻数と号数は、ジャーナル名のあとに
コンマに続けて巻（号）を記載します。

●巻（Volume）および号（Issue もしくは Number）の記載方法は、ジャーナル名のあとに、コンマに続けて半角アラビア数字で巻数（号数）を記載します。

●ページ数が同じ巻で通し番号になっている場合でも、号数がある場合には号数を表示します（APA p.309）。

257
基本

ページ番号は、引用箇所を含むページの範囲を表示します。

●ページ番号は、引用箇所を含むように半角のアラビア数字で範囲を指定します。

●ジャーナルに収載された論文は、慣例上、引用箇所のページを示すのではなく、その論文の開始ページと終了ページをハイフンで区切って表示します。その際に「pp.」という表示は必要ありません。

●ジャーナルに収載された論文以外の場合、引用箇所を含むページの範囲を「p. ページ番号」（単一ページからの引用）、もしくは「pp. 開始ページ-終了ページ」（複数ページからの引用）の書式で示します。

●引用箇所が不連続なページにまたがっている場合、該当するページをカンマで区切って表示します。

> 例） ジャーナル以外の単一ページ
> p.3
> 例） ジャーナル以外の連続的な複数ページ（下記の例では 3, 4, 5, 6 の 4 ページが引用対象）
> pp.3-6
> 例） ジャーナル以外の不連続な複数ページ（下記の例では 3, 4, 5, 6, 10, 15 の 6 ページが引用対象）
> pp.3-6, 10, 15

258
基本

出版地は省略します。

● APA では、前版（原書第 6 版）までは、出版地情報は必要不可欠としていましたが、原書第 7 版より廃止されました。

259
基本

発行元の名称に「株式会社」はつけません。

●発行元の名称を記載する際には、その発行元が特定できる最も簡潔な形式で記載します。「株式会社」や「一般社団法人」など、必ずしも発行元を特定するのに必要のない法人格名称等は省くこととします（APA p.311）。

▌ 誤） 株式会社医学書院

正） 医学書院

誤） 一般社団法人日本医療情報学会

正） 日本医療情報学会

260
基本

オンライン出典は、出版データに続けて URL を記載します。

● オンライン出典から引用した場合には、通常の書誌情報の直後に URL を記載します。

● 機関リポジトリの場合には Permalink の URL を表示しましょう。

● URL の一部と混同するおそれがあるので、URL のあとにピリオドはつけません（ APA p.298）。

> 例） オンライン出典
> 前田樹海. (2011). わが国における助産師養成可能数の推定. 東京有明医療大学雑誌, 2, 1-6. http://id.nii.ac.jp/1310/00000096/

261
基本

DOI がある場合、DOI を表示します。

● DOI とは、Digital Object Identifier（デジタルオブジェクト識別子）の略です。インターネット上の出典の所在を特定するための仕組みです。

● DOI 登録機関によって著作物に一意的な DOI 番号を付与し、その著作物がネット上のどこにあるのかを一元管理することで、リンク切れや論文が行方不明になることを防ぎます。

● DOI が示されている出典の場合、通常の書誌情報の直後に「https://doi.org/」という文字列に続けて「10.」から始まる DOI 番号を記載します。DOI の一部と混同するおそれがあるため、DOI 番号のあとにはピリオドはつけません。また、DOI がある場合には URL は記載しません。

> 例） 内布敦子. (2011). 巻頭言 日本看護科学学会の将来構想について考える機会にめぐまれて. 日本看護科学会誌, 31(1), 1. https://doi.org/10.5630/jans.31.1_1

● DOI が長い場合は shortDOI を使用することができます。

● shortDOI を作成するには https://shortdoi.org/を利用します。

● すでに誰かが shortDOI を作成していた場合はその shortDOI を使用します。

検索日は表示しません。

● 以前はリンク切れやコンテンツの変化などに配慮し、オンライン出典からの引用は、出版データのあとに Retrieved June 6, 2000, from http://www.xxxxxx という書式で検索日を記載することになっていました。

● しかし、DOI や機関リポジトリなど、ジャーナルに関してはネット上の出典の所在や出典の完全性を確保する仕組みが整備されてきたことを背景に、現在は APA 方式において、検索日は原則記載しないことになりました。

変化しうるコンテンツの引用には検索日が必要です。

● Wiki など、逐次的な更新が前提となっているコンテンツを引用する場合には検索日を記載します。

● 検索日を記載する際の書式は、URL のあとにカッコで括って（検索日 X 年 Y 月 Z 日）と記載します。

● ウィキペディア（ja.wikipedia.org）は過去にさかのぼって変更履歴が閲覧できるので検索日の記載は有効ですが、更新を前提とする媒体で過去の版の確認ができないコンテンツの引用はできるだけ避け、時間の経過にかかわらず読者が確認できるものを引用するのがよいでしょう。（☞ 記載例 283）

ジャーナル収載論文の基本書式と記載例

264
記載例

ジャーナル収載論文の基本書式は
著者名.（出版年）. 論文タイトル. 収載誌名, 巻（号）, 開始ページ–終了ページ.

> 例）岸英子.（1982）. 胎児発育判定と出生児新生児体重の推定. 日本看護科学会誌, 2(1), 22-29.

265
記載例

著者 21 名以上の書式は
著者 1, 著者 2, 著者 3, 著者 4, 著者 5, 著者 6, 著者 7, 著者 8, 著者 9, 著者 10, 著者 11, 著者 12, 著者 13, 著者 14, 著者 15, 著者 16, 著者 17, 著者 18, 著者 19, . . . 最終著者.（出版年）. 論文タイトル. 収載誌名, 巻（号）, 開始ページ–終了ページ.

> 例）東めぐみ, 近藤ふさえ, 横山悦子, 小長谷百絵, 小平京子, 岡美智代, 太田美帆, 河口てる子, 下村裕子, 大澤栄美, 井上智恵, 大池美也子, 小林貴子, 林優子, 安酸史子, 伊波早苗, 長谷川直人, 滝口成美, 伊藤ひろみ, . . . 下田ゆかり.（2016）.「看護の教育的関わりモデル」を用いたアクションリサーチ. 日本看護科学会誌, 35,235-246. https://doi.org/10.5630/jans.35.235

● 著者名に、筆頭著者から 19 名までを表記したのち、省略記号 . . .（ピリオドと半角スペースを 3 回繰り返したもの）とともに、最終著者を記載します。（☞ 例外 237）

266
記載例

ジャーナルの特集は
特集編集者名.（出版年）. 特集タイトル（特集）. 収載誌名. 巻号, 特集開始ページ–特集終了ページ.

● ジャーナルの特集・特集号は、著者位置に特集の編集者名を、タイトル位置に特集のタイトル、特集タイトルの後に「（特集）」と記載します（ APA p.334）。

> 例）木下康仁.（2022）. ヘルスヒューマニティーズと看護（特集）. 看護研究. 55(6), 539-621.

- 特集号の場合はページ範囲は記載しません。
- 特集の編集者がいない場合は、特集タイトルから記載します。

> 例） 看護のためのファシリテーション—対話型・参加型組織をつくる技法と
> 実践(特集 1 冊まるごと特集！). 看護管理. 26(10)

267 記載例 オンライン版で、DOI のない場合の書式は
著者名. (出版年). 論文タイトル. 収載誌名, 巻(号), 開始ペー
ジ-終了ページ. URL

> 例） 前田樹海. (2011). わが国における助産師養成可能数の推定. 東京有明
> 医療大学雑誌, 2, 1-6. http://id.nii.ac.jp/1310/00000096/

- 出典に続けて URL を記載しますが、URL のあとにはピリオドをつけま
  せん。(☞ 基本 260)
- オンラインで先行公開されたジャーナル論文も同じ形で表記します。
- URL が長い場合は bit.ly などの短縮 URL サービスで短縮した URL を使
  用することも可能です。

268 記載例 DOI のある引用文献の書式は
著者名. (出版年). 論文タイトル. 収載誌名, 巻(号), 開始ペー
ジ-終了ページ. https://doi.org/DOI 番号

> 例） 松阪敦子, 阿部由美子, 稲葉京子, 須田陽子. (2008). 著者キーワードを
> 参考に考える看護分野の文献検索用語. 情報管理, 51(1), 30-40.
> https://doi.org/10.1241/johokanri.51.30

- 出典に続けて DOI 番号を記載しますが、DOI 番号のあとにはピリオド
  はつけません。(☞ 基本 261)
- オンラインで先行公開されたジャーナル論文も同じ形で表記します。

書籍の基本書式と記載例

269
記載例

書籍の基本書式は
　著者名. (出版年). 書籍タイトル. 発行元.

> 例） 土居健郎. (1992). 新訂 方法としての面接　臨床家のために. 医学書院.

- 書籍全体のパラフレーズ引用や同一書籍からの本文引用が複数箇所にわたる場合に使用する書式です。
- 書籍全体のパラフレーズ引用の場合を除き、本文中の引用箇所で必ず該当ページを記載します。
- その場合の書式は、土居(1992, pp.50-51)もしくは(土居, 1992, pp.50-51)となります。

270
記載例

書籍(一部引用)の書式は
　著者名. (出版年). 書籍タイトル(<u>pp.</u> 開始ページ–終了ページ). 発行元.

> 例） 土居健郎. (1992). 新訂 方法としての面接　臨床家のために(pp.50-51). 医学書院.

- 同一書籍からの本文引用が1箇所の場合にはこの書式を使用します。
- 本文中の引用箇所では、土居(1992)もしくは(土居, 1992)のように記述します。

271
記載例

編集本の基本書式は
　編者名(<u>編</u>). (出版年). 書籍タイトル. 発行元.

> 例） 柳澤厚生(編). (2003). ナースのためのコーチング活用術. 医学書院.

- 編集本全体のパラフレーズ引用や、章担当著者の表示のない同一編集本からの本文引用が複数箇所にわたる場合に使用する書式です。
- 編集本全体のパラフレーズ引用の場合を除き、本文中の引用箇所で必ず該当ページを記載します。

●その場合の書式は、柳澤(2003，pp.22–27)もしくは(柳澤，2003，pp.22–27)となります。

●章や項目の担当著者が明示されている編集本からの引用を行う場合には、記載例272の編集本(一部引用：章著者表示あり)の書式を用います。

272
記載例

編集本(一部引用：章著者表示あり)の書式は
章著者名．(出版年)．章タイトル．編者名(編)，書籍タイトル(pp.
開始ページ–終了ページ)．発行元．

> 例) 三宅修司．(2004)．気管支喘息．田中健彦(編)，JJN ブックス 呼吸器疾患ナーシング(第2版)(pp.92-101)．医学書院．

●引用した章や項目の著者が明示されている場合の書式です。

●本文中の引用箇所では、三宅(2004)もしくは(三宅，2004)となります。

273
記載例

編集本(一部引用：章著者表示なし)の書式は
編者名(編)．(出版年)．章タイトル．書籍タイトル(pp. 開始ペー
ジ–終了ページ)．発行元．

> 例) 柳澤厚生(編)．(2003)．Lesson27 看護学生の教育にコーチングを使う．ナースのためのコーチング活用術(pp.145-159)．医学書院．

●引用した章や項目の著者が明示されていない場合の書式です。

●本文中の引用箇所では、柳澤(2003)もしくは(柳澤，2003)となります。

274
記載例

翻訳本の基本書式は
原著者名．(原書出版年/翻訳書出版年)．翻訳者名(訳)，翻訳書
タイトル．発行元．

> 例) アメリカ心理学会．(2019/2023)．前田樹海，江藤裕之(訳)，APA 論文作成マニュアル(第3版)．医学書院．

●翻訳本全体のパラフレーズ引用や同一翻訳本からの本文引用が複数箇所にわたる場合に使用する書式です。

●翻訳本全体のパラフレーズ引用の場合を除き、本文中の引用箇所で必ず該当ページを記載します。

●その場合の書式は、アメリカ心理学会(2019/2023，pp.192–193)もしくは(アメリカ心理学会，2019/2023，pp.192–193)となります。

275
記載例

翻訳本（一部引用）の書式は
原著者名. （原書出版年/翻訳書出版年）. 翻訳者名(訳), 翻訳書
タイトル(pp. 開始ページ–終了ページ). 発行元.

> 例）　アメリカ心理学会. （2019/2023）. 前田樹海, 江藤裕之(訳), APA 論文作
> 成マニュアル(第 3 版) （pp.192–193, 223–224). 医学書院.

● 同一翻訳本からの本文引用が 1 箇所の場合にはこの書式を使用します。

● 本文中の引用箇所では、アメリカ心理学会(2019/2023)もしくは(アメリ
カ心理学会, 2019/2023)となります。

276
記載例

編者が出版社である書籍の基本書式は
編者名(編). （出版年）. 書籍タイトル.

> 例）　日本看護協会出版会(編). （2022）. 令和 3 年看護関係統計資料集.

> 例）　日本看護協会(編). （2021）. 看護職の倫理綱領.
> https://www.nurse.or.jp/home/publication/pdf/rinri/code_of_
> ethics.pdf

● APA 方式では、編者と発行元、もしくは著者と発行元が同一である書
籍の場合は、著者位置に発行元を配置し、発行元は記載しないことに
なっています。

● 書籍全体のパラフレーズ引用の場合を除き、本文中の引用箇所で必ず該
当ページを記載します。

● その場合の書式は、日本看護協会出版会(2022, pp.30–33)もしくは(日
本看護協会出版会, 2022, pp.30–33)となります。

新聞記事の基本書式と記載例

277 記載例

署名つきの新聞記事の場合の書式は
　著者名.（発行年, X 月 Y 日）. 記事タイトル. 新聞名, <u>p.</u> 掲載ページ.

> 例）広瀬洋平, 平本信敬.（2012, 10 月 18 日）. HAM 患者、関東・近畿で増加 診療水準に地域格差. 日本経済新聞夕刊, p.9.

- 新聞の場合は、発行年と月日をコンマで区切って記載します。(☞ 基本 247)
- 本文中の引用箇所の表示は、広瀬, 平本（2012）もしくは（広瀬, 平本, 2012）となります。
- 広瀬ら（2012）でもよいです。(☞ 提言 215)

278 記載例

署名なしの新聞記事の場合の書式は
　記事タイトル.（発行年, X 月 Y 日）. 新聞名, <u>p.</u> 掲載ページ.

> 例）生活習慣病 血中に「指標」 県立大と SBS 健康増進センター.（2012, 7 月 3 日）. 静岡新聞, p.25.

- 署名のない場合は、著者位置に記事のタイトルをおいたため、通常のタイトル位置の記載は省略し、出典を表示しています。(☞ 基本 239)

279 記載例

署名つきのオンライン新聞記事の場合の書式は
　著者名.（発行年, X 月 Y 日）. 記事タイトル. 新聞名. URL

> 例）柚木まり.（2021 年 6 月 27 日）. フルタイムでは働けない…「潜在看護師」の復帰進まず. 東京新聞. https://www.tokyo-np.co.jp/article/112999

280 記載例

オンライン新聞記事（署名なし）の場合の書式は
　記事タイトル.（発行年, X 月 Y 日）. 新聞名. URL

> 例）看護師不足、政府が自衛隊派遣へ　医療逼迫、大阪と旭川.（2020 年 12 月 7 日）. 南日本新聞. https://373news.com/_news/compact-news.php?newsitemid=2020120701001844

事典・辞書の項目の基本書式と記載例

281
記載例

事典・辞書の項目で、著者の表示がある場合の書式は
著者名.（出版年）. 項目名. 編者名<u>（編）</u>, 書籍タイトル（<u>pp.</u> 開始ページ–終了ページ）, 発行元.

> 例） 輪湖史子.（2011）. 看護実践国際分類（ICNP）. 見藤隆子, 小玉香津子, 菱沼典子（編）, 看護学事典第2版（pp.165-166）. 日本看護協会出版会.

●編集本の一部からの引用と同様の形になります。

282
記載例

事典・辞書の項目で、著者の表示がない場合の書式は
項目名.（出版年）. 編者名<u>（編）</u>, 書籍タイトル（<u>pp.</u> 開始ページ–終了ページ）. 発行元.

> 例） 清拭.（2002）. 内薗耕二, 小坂樹徳（監）, 看護学大辞典（第5版）（p.1201）. メヂカルフレンド社.

●署名のない場合は、著者位置に項目名をおきます。

283
記載例

ウィキペディアの項目の場合
項目名.（<u>n.d.</u>）. ウィキペディア. URL（検索日X<u>年</u>Y<u>月</u>Z<u>日</u>）

> 例） 看護大学.（n.d.）. ウィキペディア. http://ja.wikipedia.org/wiki/看護大学（検索日2012年10月1日）

●著者位置に項目名をおき、公表時期が不明であることを示す（n.d.）と表示します。ウィキペディアは更新が前提となっているため、URLのあとにカッコで括って検索日を記載します。

その他の文献の基本書式と記載例

284 記載例

学術集会での発表抄録は
発表者.（発表年，X 月 Y–Z 日）. 演題名. 予稿集タイトル(pp. 開始ページ–終了ページ), 開催地.

> 例） 前田樹海, 中村充浩.（2011, 12 月 3–4 日）. 臨床助産師数を決定する要因. 第 31 回日本看護科学学会学術集会講演集(p.188), 高知県.

● 月日は会期と一致させます（APA p.350）。

● 学会抄録が定期刊行物の中に収載されている場合には「ジャーナル収載論文」の書式に従い、書籍のかたちをとるものに関しては「書籍」の書式に従います（APA p.350）。

● 看護系学術集会の抄録の多くは、論文を伴わない予稿であり、実際の発表の有無や発表時の内容の訂正等は考慮されていないことを踏まえ、慎重に引用しましょう。

● 読者の入手可能性にも配慮する必要があります。

285 記載例

学術集会発表の抄録がオンライン版にある場合の書式は
発表者.（発表年，X 月 Y–Z 日）. 演題名. 学術集会名, 開催地. URL

> 例） 武山裕美子, 庄司正枝, 遠藤千恵, 菊池美咲.（2022, 8 月 27–28 日）. 回復過程にある入院患者のアドバンス・ケア・プランニングに対する関心や思いを支える看護実践. 第 48 回日本看護研究学会学術集会, 松山市. https://doi.org/10.15065/jjsnr.20221019032

● 出版データに続けて URL を記載しますが、URL のあとにはピリオドをつけません。（☞基本 260）

● DOI がある場合は DOI を表示します。

286
記載例

未発表の博士論文の場合の書式は
　著者名. (年号). 博士論文タイトル<u>(未発表の博士論文)</u>. 大学院名.

> 例）　看護研一郎. (2012). ○○に関する研究(未発表の博士論文). ○○大学院看護学研究科.

● 未公刊の博士論文の多くは国立国会図書館で閲覧できることを踏まえると、必ずしも入手困難であると断言しきれないグレーゾーンの文献であると言えます。慎重に引用することが求められます。

287
記載例

オンラインで閲覧できる博士論文の場合の書式は
　著者名. (年号). 博士論文タイトル<u>(博士論文)</u>. URL

> 例）　森田孝子. (1999). 救急医療・集中治療に従事する看護者の現任教育に関する研究(博士論文). https://dl.ndl.go.jp/pid/3150366

● オンラインで閲覧可能な博士論文は、入手可能性という点はクリアしていると考えられますが、リンク切れなどにより閲覧不能になることのないように、きちんとしたサーバへのリンクが求められます。

● できるだけ公刊された論文を引用するよう心がけましょう。

おわりに

　『APA論文作成マニュアル』（第2版）の翻訳作業を進めているとき、その網羅的で精緻な内容に感心しながらも、もう少し簡単な、基本的な事項のみをまとめたコンパクトな本はないものかなと感じていました。そこで、アメリカで出版されているAPAの解説本などを集めて翻訳を検討してみましたが、日本語で論文を書く読者のニーズに合わせるには、いっそ自分たちでAPAの解説本を書いたほうがよいのではないかという結論に達し、この本が生まれました。

　『APA論文作成マニュアル』に準拠しつつ、日本語で論文やレポートを書くことを念頭において、第1章から第3章までを江藤が、第4章から第6章までを前田が執筆し、互いの原稿を突き合わせながら、少しでも読みやすく、使いやすい本へと仕上げていきました。ところどころに、私たち独自の考えを「提言」として載せてみましたので、読者の皆様から、ご意見やご批判をいただき、本書をさらに充実したものにしていきたいと考えています。

　この度、『APA論文作成マニュアル』（第3版）の上梓に伴い、本書は10年ぶりに改訂され、第2版として世の中に送り出すことができたわけですが、原書第7版の内容を知り尽くした医学書院の北原拓也氏と本田崇氏の緻密なチェックによってきわめて完成度の高いものに仕上がったと思います。この場をお借りして心より感謝申し上げます。

　本書が、『APA論文作成マニュアル』の入門書であると同時に、日本語で論文を書くための「スタートガイド」として、多くの読者の皆さんのお役に立つことを願ってやみません。

前田樹海、江藤裕之

索引